RESET
santé, beauté, vitalité

(Re)programmez naturellement
votre longévité

Dr Frédéric Lange

RESET

santé, beauté, vitalité

(Re)programmez naturellement votre longévité

FIRST
ÉDITIONS

Cet ouvrage a été proposé par Fraich Touch.

ISBN : 978-2-412-09911-7
Dépôt légal : avril 2025
Code éditeur : S09911/01
Imprimé en France par Normandie Roto Impression s.a.s., en mars 2025 (2501099)

Avec la collaboration de Fabienne Travers.

Directrice éditoriale : Marie-Anne Jost-Kotik
Responsable éditoriale : Aline Sibony
Éditrices : Alexandra Rousselle et Nathalie Reyss
Correction : Anne-Sophie Guénégues
Mise en pages : Stéphane Angot

Éditions First, un département d'Édi8
92, avenue de France
75013 Paris – France
01 44 16 09 00
Courriel : serviceclients@lisez.com
Site Internet : www.lisez.com

RESET, nom commun (anglicisme)
Action de remettre à zéro ou de rétablir les paramètres d'origine d'un système ou d'un objectif.

SOMMAIRE

AVANT-PROPOS

Je suis docteur en médecine, spécialisé en chirurgie plastique, esthétique et reconstructrice. J'exerce depuis plus de quinze ans, avec une expertise particulière en médecine et chirurgie anti-âge. Cette spécialisation m'a naturellement conduit à m'intéresser en profondeur à la question de la longévité.

Au cours de mes années de formation, j'ai étudié l'ensemble des techniques visant à ralentir les effets du vieillissement. Toutefois, dans ma pratique quotidienne, je dépasse le cadre purement technique pour adopter une approche plus globale et intégrative. À la démarche conventionnelle, j'associe une vision préventive et personnalisée, avec pour but d'optimiser la santé et le bien-être de mes patients à long terme.

Dans mon cabinet et en clinique, chaque intervention visant à rajeunir est accompagnée de conseils d'hygiène de vie, en complément des indications postopératoires classiques. Ces recommandations sont, selon moi, indispensables pour maximiser les résultats des actes médicaux et pour aider mes patients à prévenir et ralentir les effets du vieillissement. Il serait inconcevable de me limiter à l'aspect technique sans informer mes patients sur l'importance cruciale des habitudes de vie, qu'elles soient bénéfiques ou nuisibles, et leur impact sur les résultats obtenus.

Prenons un exemple concret : une patiente souhaite améliorer l'éclat de sa peau grâce à des soins esthétiques. En discutant avec elle, je découvre qu'elle mène un mode de vie stressant, fume beaucoup, consomme principalement de la malbouffe et néglige son sommeil. Je lui explique avec bienveillance qu'une intervention esthétique seule ne suffira pas à produire les résultats qu'elle espère. Je prends le temps de lui transmettre des conseils simples, adaptés à son quotidien, pour l'aider à modifier ses habitudes. Mon objectif est de provoquer un déclic : l'inciter à adopter un mode de vie plus sain, qui complétera et prolongera les bénéfices des soins réalisés.

Ainsi, mon rôle ne se limite pas à la réalisation d'actes médicaux ou chirurgicaux. Je m'efforce également de sensibiliser et d'éduquer mes patients sur les mécanismes physiologiques du vieillissement, ses manifestations et ses conséquences. Cette démarche pédagogique s'inscrit dans une vision éthique et responsable de mon métier : elle reflète l'évolution naturelle de la pratique de la médecine anti-âge.
Pour moi, être chirurgien plasticien ne signifie pas seulement transformer ou restaurer l'apparence. C'est aussi s'engager à accompagner chaque patient de manière globale, en prenant en compte tout ce qui se joue en dehors de la consultation ou du bloc opératoire. **C'est dans cette complémentarité entre technique et prévention que réside, à mon sens, l'essence même d'une médecine esthétique tournée vers la longévité et le bien-être durable.**

Aujourd'hui, nous vivons plus longtemps et en meilleure santé. La médecine occidentale, extrêmement performante, est une médecine de la pathologie, c'est-à-dire qu'elle s'intéresse aux pathologies et prend en charge les personnes quand elles sont malades. Bien sûr, elle a aussi un rôle préventif, mais il n'existe pas de spécialité à part entière qui étudie exclusivement la longévité. La gériatrie étudie, diagnostique et traite les maladies des patients âgés, en adoptant plus l'angle pathologique du vieillissement que celui de la longévité. Si de nombreux auteurs, médecins, scientifiques, biochimistes, généticiens, cardiologues, etc. parlent de longévité, il n'existe pas une spécialité parmi les autres qui a le monopole et l'expertise de ce domaine. Ce qui fait que chacune des professions citées a son approche, son angle particulier : le généticien va se pencher sur les gènes de longévité, le cardiologue va étudier comment éviter les pathologies cardiovasculaires en vieillissant, le chirurgien plasticien va évaluer l'esthétique, la beauté de la peau année après année, et ainsi de suite.

Voilà pourquoi je souhaite, dans ce livre, proposer une approche plurielle de la longévité, notamment pour répondre à la demande croissante d'une population vieillissante dans nos sociétés

occidentales. Je ressens tous les jours dans mon exercice médical cette préoccupation : de plus en plus de personnes en bonne santé, c'est-à-dire sans pathologie particulière, souhaitent agir maintenant pour rester le plus longtemps possible en bonne forme, loin de la maladie. Il y a encore quelques années, ce sujet était moins prégnant ; je le vois aujourd'hui émerger dans la société à travers les nombreuses publications scientifiques, principalement américaines, mais aussi les articles publiés dans la presse grand public (médicale, généraliste, féminine...), les documentaires et reportages proposés sur les différents médias, outre l'intérêt bien légitime des patients.
Cette évolution va de pair avec le changement récent du rapport entre les médecins et les patients : l'accès très large aux informations *via* internet, où tout un chacun peut trouver ce qu'il souhaite, donne le sentiment aux patients de pouvoir se prendre en charge eux-mêmes dans leur démarche de soins. Je dis bien le sentiment, car dans cette abondance d'informations, il existe malheureusement aussi une abondante désinformation, et faire le tri quand on n'est pas spécialiste n'est pas évident. L'époque où les médecins étaient les sachant absolus est révolue, et c'est une vraie avancée que de pouvoir s'informer par soi-même et de chez soi ; pourtant, notre santé est bien trop précieuse pour ne pas la confier aux mains d'experts.

Dans cet ouvrage, j'ai donc voulu délivrer des informations claires et vérifiées scientifiquement pour vous aider à adopter petit à petit de nouvelles habitudes afin de prévenir et de ralentir votre vieillissement et ainsi vous maintenir en bonne santé le plus longtemps possible. Vous verrez qu'il existe des piliers, que vous connaissez sûrement, pour entretenir une bonne forme, comme l'alimentation, l'activité physique, l'environnement, la gestion du stress ; mais aussi d'autres moins connus comme les connexions sociales, la spiritualité, le fait de donner du sens à sa vie... Tous ces piliers sont essentiels pour vous maintenir en pleine forme physique et mentale. Vous apprendrez aussi à adapter votre environnement afin que vos choix santé se fassent naturellement et automatiquement, sans avoir à y réfléchir et sans qu'elles ne relèvent de « bonnes résolutions ».

Loin de moi l'idée de vous délivrer une liste de contraintes à respecter que vous finiriez fatalement par abandonner. Ce livre se veut un compagnon de route dans lequel vous pourrez piocher au fil des pages des données scientifiques, des conseils pratiques pour les intégrer, à petites doses, dans votre quotidien afin de devenir vous-même le premier acteur de votre santé, de votre vitalité et de votre longévité.
Le vieillissement, il est important de le rappeler, est naturel, c'est-à-dire dans l'ordre des choses, comme nous le verrons dans l'introduction. Cessons donc cette course folle au jeunisme, mettons un terme à cette volonté d'être jeune pour être jeune, pour être plus beau, pour être plus fort et plus performant que tel autre. Plaçons plutôt nos efforts dans une démarche volontaire et personnalisée d'optimiser notre santé, même un changement à l'entrée de la vieillesse est payant.

Découvrez sans plus tarder comment réussir votre vieillissement, comment allonger votre vie et surtout, ajouter plus de vitalité dans vos années, loin de la maladie !

INTRODUCTION

Le vieillissement est-il une fatalité ?

Aujourd'hui, les seniors (soit les plus de 60 ans) constituent une part significative de la population par rapport aux autres groupes d'âge en France ; selon l'INSEE, en 2023, environ 27 % de la population française avait 60 ans et plus. Leur part est en hausse constante, en particulier depuis 2010. En moyenne, les femmes françaises vivent six ans de plus que les hommes. Toujours selon la même étude, leur espérance de vie a atteint 85,7 ans, comparée à celle de 80 ans pour les hommes. À noter que l'espérance de vie en bonne santé est, quant à elle, toutefois plus basse, même si elle a légèrement augmenté chez les hommes (63,6 ans) et les femmes (64,2 ans). On définit l'espérance de vie en bonne santé par l'absence de limitations dans les activités élémentaires comme manger, mais aussi sociales, domestiques, de loisir, que l'on peut effectuer. L'espérance de vie supérieure des femmes s'explique par plusieurs facteurs biologiques, comportementaux et sociaux. Sur le plan biologique, les hormones féminines, comme les œstrogènes, offrent une protection cardiovasculaire avant la ménopause. Par ailleurs, les hommes adoptent statistiquement plus de comportements à risque (tabac, alcool, alimentation) et consultent moins fréquemment pour des soins préventifs, ce qui impacte leur longévité.

Nous sommes en droit de nous demander s'il n'est pas vain de vouloir ralentir les effets du temps puisqu'ils sont de toute façon inéluctables. Il ne s'agit pas ici d'arrêter le cours du temps – c'est impossible –, mais de donner des clés bien réelles pour prévenir certains effets du vieillissement et ainsi profiter de la vie, de sa famille, de ses proches, le plus longtemps possible, grâce à un vieillissement réussi. Oui, je dis bien réussi, parce

que je ne sais pas pour vous, mais pour moi, c'est sûr que vivre longtemps grabataire et sénile ne me fait pas rêver.
Quand je parle de « vieillissement réussi », j'entends par là un vieillissement loin de la pathologie, éloigné le plus possible de la dépendance, autrement dit, un vieillissement qui nous permet de jouir le plus longtemps possible d'un mode de vie qui reste en lien avec nos plaisirs, nos activités, etc. En ce sens, réussir son vieillissement peut signifier ajouter des années de vie à notre espérance de vie.
En anglais, on distingue d'ailleurs *lifespan* et *healthspan*. Ces termes renvoient à deux concepts distincts liés à la vie et au vieillissement. Le *lifespan* désigne la durée totale de vie d'une personne, c'est-à-dire le nombre d'années vécues entre la naissance et la mort. Il se concentre uniquement sur la longévité, sans prendre en compte la qualité de ces années. En revanche, le *healthspan* fait référence à la période de vie passée en bonne santé, sans maladies chroniques ni incapacités majeures.
Imaginez une bougie. Elle représente notre vie. Il ne s'agit pas de vouloir une plus grande bougie, qui va brûler plus longtemps, mais de ralentir la fonte de notre bougie, pour que celle-ci brûle moins vite. Cette image nous amène tout droit à la différence qui existe entre l'âge chronologique et l'âge biologique. La connaissez-vous ?

Âge chronologique *versus* âge biologique

L'âge chronologique, c'est celui qui est inscrit sur votre carte d'identité, autrement dit, c'est votre âge officiel.
L'âge biologique, c'est celui de votre organisme, de vos cellules, de vos organes, etc. pour lesquels il existe des marqueurs cliniques, c'est-à-dire des capacités physiques ou de force, de préhension qui correspondent à certains âges chronologiques définis. Ces marqueurs permettent de mesurer l'équilibre postural d'une personne, ses capacités physiques à courir, à se lever, mais aussi ses fonctions cognitives.
On peut ainsi parfois observer une différence d'âge entre l'âge chronologique et l'âge biologique : par exemple, un homme âgé de 40 ans peut avoir un cœur de jeune homme ou, inversement,

être âgé de 35 ans et avoir des poumons de 50 ans. Ou encore une femme âgée de 60 ans peut ne plus avoir toutes ses facultés cognitives quand une femme âgée de 80 ans peut réfléchir comme si elle en avait 20.
Il existe aussi des critères biologiques, qu'on appelle **« horloges biologiques »**. Ils sont déterminés par des bilans sanguins ; les résultats obtenus sont comparés à des mesures objectivées en fonction de l'âge biologique.

La plus connue de ces horloges est la méthylation de l'ADN.

Mais que cache ce nom barbare ? **La méthylation de l'ADN** est un procédé normal, naturel qui « signe » le vieillissement biologique, en ce sens qu'elle reflète les changements naturels qui se produisent dans nos cellules au fil du temps, d'où le nom d'horloge biologique[1].
Le méthyle est un groupe chimique composé de carbone (CH_{3-}). Cette molécule vient s'agréger à certaines bases de notre ADN (principalement la cytosine, « C », une des quatre lettres qui compose le code génétique) dans des endroits spécifiques. Il s'agit d'une sorte de « verrouillage » génétique qui influence l'activité des gènes sans modifier la séquence d'ADN elle-même. Elle agit comme un « interrupteur » ou un « régulateur » permettant le développement et la spécialisation des cellules, la protection de l'ADN et l'adaptation à l'environnement. Au fur et à mesure des années, ces groupes méthyles s'accumulent sur notre ADN ou se retirent.

La méthylation de l'ADN fonctionne comme une horloge biologique : elle suit un rythme globalement constant tout au long de la vie et peut être utilisée pour prédire avec précision l'âge biologique d'une personne (parfois à quelques mois près). Un test permet en effet de mesurer l'accumulation de groupes

1. Steve Horvath, DNA methylation age of human tissues and cell types, *Genome Biology*, 2013. https://doi.org/10.1186/gb-2013-14-10-r115.

méthyles sur l'ADN, permettant de fournir un âge biologique. On arrive ainsi précisément, en fonction de la quantité de méthylation de l'ADN, à donner un âge à cet ADN, ce qui permet de raccrocher un âge biologique… qui peut donc être distinct de l'âge chronologique. Si cet âge biologique n'est pas officiel, il est en revanche plus représentatif de l'état de santé. Plus on vieillit lentement, plus l'ADN va lentement se méthyler au cours de la vie. L'inverse est vrai aussi.

La longueur des télomères
est une autre horloge biologique.

Les télomères sont des structures protectrices situées aux extrémités de nos chromosomes. Ils sont constitués de séquences répétées d'ADN non codant et agissent comme des bouchons qui empêchent les chromosomes de se dégrader ou de fusionner entre eux. Imaginez les télomères comme les embouts en plastique des lacets de chaussures : ils empêchent les lacets (ou chromosomes) de s'effilocher.

Chaque fois qu'une cellule se divise pour se multiplier, elle doit copier son ADN. Mais le mécanisme de copie n'est pas parfait : à chaque division, une petite partie de l'ADN située à l'extrémité des télomères est perdue. En conséquence, les télomères raccourcissent progressivement au fil des divisions cellulaires, et lorsque les télomères deviennent trop courts, la cellule entre dans un état appelé « sénescence » ou subit une mort programmée (apoptose) pour éviter des erreurs graves dans son ADN.

Les télomères

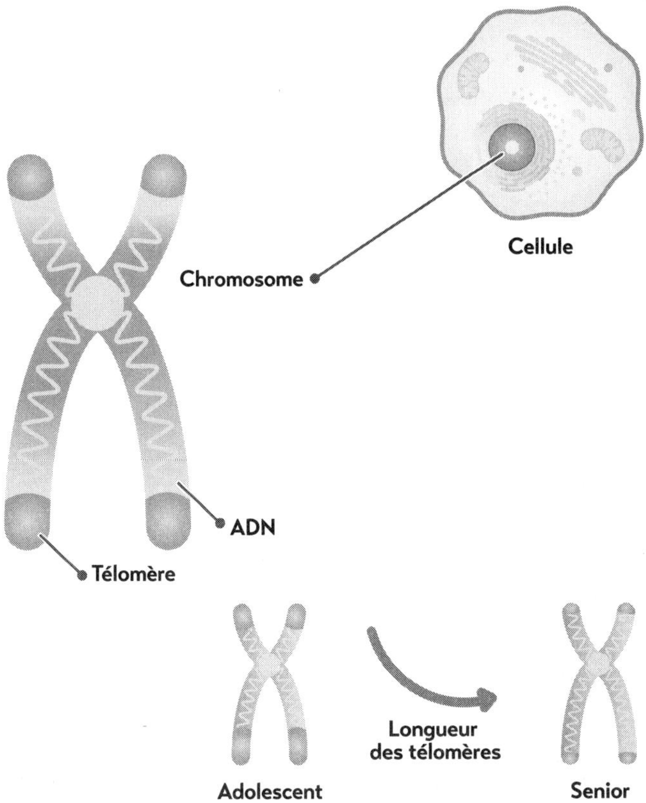

Ce processus agit comme une horloge : la longueur des télomères est une mesure approximative du nombre de divisions que la cellule peut encore effectuer, et donc de son « âge biologique »[2]. Nous en reparlerons en détaillant les causes biochimiques du vieillissement (voir page 31).

La mesure de la longueur des télomères est principalement utilisée dans la recherche scientifique et n'est pas couramment proposée en routine par les laboratoires de biologie clinique. Cependant, certaines entreprises spécialisées offrent ce service dans divers pays.

2. Carol W. Greider, Elizabeth H. Blackburn, The telomere terminal transferase of Tetrahymena is a ribonucleoprotein enzyme with two kinds of primer specificity, Cell, 1987. https://doi.org/10.1016/0092-8674(87)90576-9.

Par exemple, en Espagne, l'entreprise de biotechnologie Life Length, fondée en 2010 et établie à Madrid, fournit des diagnostics télomériques ainsi que des mesures de la télomérase, l'enzyme qui aide à protéger et à rallonger les télomères. Aux États-Unis, plusieurs entreprises offrent également des services de mesure des télomères, bien que ces tests soient généralement destinés à des fins de recherche ou de bien-être plutôt qu'à une utilisation clinique de routine. En France, la mesure de la longueur des télomères est principalement réalisée dans le cadre de projets de recherche ou d'études cliniques spécifiques. Les laboratoires de biologie médicale ne proposent pas ce test en routine.

Il est important de noter que l'interprétation des résultats de la longueur des télomères nécessite une expertise spécialisée, et que ces mesures ne sont pas encore largement adoptées dans la pratique clinique quotidienne.

> **Ce qu'il faut retenir**
>
> **L'âge chronologique et l'âge biologique peuvent être décorrélés, dans un sens comme dans un autre, ou être synchronisés. Dans tous les cas, la bonne nouvelle, c'est que si vous n'avez pas d'emprise sur votre âge chronologique (à moins d'avoir des entrées au service d'état civil de la mairie !), vous pouvez agir sur votre âge biologique. C'est tout l'objet de ce livre !**

Une évolution naturelle de toute forme de vie… ou une maladie ?

Cette question, autrefois marginale, est de plus en plus débattue au sein de la communauté scientifique. Explorons ce sujet ensemble.

Depuis toujours, le vieillissement est perçu comme une évolution naturelle, une étape inéluctable conduisant à la fin de la vie. Nous en connaissons bien les manifestations : diminution de l'audition, perte d'acuité visuelle, troubles de l'équilibre et

de la marche, douleurs chroniques, malnutrition, déshydratation, troubles de la mémoire et de la concentration, rides, fonte musculaire… Cependant, ce processus est également à l'origine de nombreuses maladies dites « liées à l'âge » – maladies cardiovasculaires, cancers, maladie d'Alzheimer, diabète – qui constituent les principales causes de mortalité aujourd'hui.
Malgré les avancées technologiques et scientifiques, les progrès dans la prévention et le traitement de ces pathologies restent insuffisants pour enrayer leurs effets dévastateurs. Certains scientifiques vont plus loin et questionnent :

Le vieillissement lui-même pourrait-il être considéré comme une maladie qu'il faudrait traiter, et non comme un simple phénomène naturel ? Cette idée, bien qu'audacieuse, divise. Pour beaucoup, chercher à « éradiquer » le vieillissement peut sembler une quête futile, voire contraire à la nature humaine.

Une autre critique adressée à la médecine moderne est son approche souvent tardive. Les traitements proposés interviennent souvent après que les dommages sont déjà avancés, prolongeant la durée de vie sans toujours garantir une qualité de vie optimale. Cela pose un dilemme éthique : **vivre plus longtemps, mais dans quelles conditions ?**
Aujourd'hui, des pistes émergent pour mieux comprendre les mécanismes biologiques du vieillissement, comme la recherche sur les télomères, la sénescence cellulaire ou la gestion des radicaux libres. Ces approches visent non seulement à prévenir les maladies liées à l'âge, mais aussi à améliorer le bien-être tout au long de la vie.
Mais depuis le début des années 2000, des scientifiques, comme Aubrey de Grey, biologiste britannique, ou David Sinclair, professeur de génétique à la Harvard Medical School, pour ne citer qu'eux, considèrent le phénomène du vieillissement comme

une maladie[3], c'est-à-dire un phénomène pathologique que l'on pourrait (éventuellement) soigner. Dans son livre *Lifespan: Why we age–and why we don't have to*, David Sinclair popularise l'idée que le vieillissement est un processus modifiable.

Pour autant, nous ne sommes pas tous égaux face au vieillissement.

Dans le règne du vivant, on observe des organismes qui vieillissent, d'autres qui vieillissent moins, d'autres encore qui vieillissent plus ou moins rapidement, quand certains organismes pourtant très proches biologiquement ont des espérances de vie très différentes – c'est le cas, par exemple, du rat-taupe nu qui a une espérance de vie de 30 ans quand les rongeurs de sa taille ont en moyenne une espérance de vie de 2 à 4 ans.
Il existe même des organismes immortels, comme la méduse *Turritopsis dohrnii* dans le monde marin…

LA MÉDUSE *TURRITOPSIS DOHRNII*, UN SYMBOLE D'IMMORTALITÉ BIOLOGIQUE

Parmi les merveilles de la nature, cette « méduse immortelle » fascine les scientifiques et alimente les rêves d'éternité. Découverte en 1883 par le biologiste allemand August Weismann, cette petite méduse translucide d'à peine 4 à 5 millimètres de diamètre, que l'on trouve dans tous les océans, possède une capacité unique dans le règne animal : elle peut inverser son cycle de vie et revenir à un état juvénile après avoir atteint la maturité. Chez la plupart des méduses, le cycle de vie suit une progression irréversible : l'œuf se transforme en larve (planula), qui devient un polype, lequel donne naissance à une méduse adulte (médusoïde). Mais *Turritopsis dohrnii* défie cette logique. Lorsqu'elle subit un stress environnemental, une blessure ou même le vieillissement, elle est

3. Aubrey de Grey, Michael Rae, *Ending Aging: The Rejuvenation Breakthroughs that could reverse human aging in our lifetime*, St. Martin's Griffin, 2008.

capable de « reprogrammer » ses cellules adultes pour redevenir un polype. Ce processus, appelé « transdifférenciation », implique une reconfiguration des cellules spécialisées (comme celles des muscles ou des nerfs) en cellules indifférenciées, capables de se redévelopper. Alors, immortalité ou résilience ?

Bien que cette capacité soit souvent qualifiée d'« immortalité », il est important de nuancer : *Turritopsis dohrnii* n'est pas à l'abri de la prédation, des maladies ou des conditions environnementales extrêmes qui peuvent provoquer sa mort. Cependant, son aptitude à échapper aux effets du vieillissement en régénérant son corps intrigue les chercheurs et nourrit l'espoir d'applications pour la médecine humaine. Comprendre les mécanismes sous-jacents à cette prouesse pourrait révolutionner la science du vieillissement. L'étude de cette méduse ouvre des perspectives fascinantes dans des domaines tels que la biologie du vieillissement, la régénération cellulaire et la lutte contre les maladies dégénératives. Si cette méduse parvient à « repartir à zéro » biologiquement, pourquoi pas nos cellules humaines ? Comprendre les mécanismes sous-jacents à cette prouesse pourrait révolutionner la science du vieillissement.

Ainsi, bien qu'elle soit minuscule et discrète dans les océans, *Turritopsis dohrnii* incarne un immense potentiel scientifique, tout en rappelant que la nature regorge de stratégies complexes et inspirantes face au passage du temps.

Et puis, personne n'a jamais parfaitement bien compris pourquoi, par exemple, une mouche vit quelques jours, un homme une petite centaine d'années et une tortue parfois jusqu'à 200 ans…
Mais force est de constater que si on s'intéresse à la grande majorité des maladies, des pathologies chroniques, le premier facteur de risque d'en développer une, c'est l'âge :

- Le premier facteur de risque d'un cancer, **c'est l'âge**.
- Le premier facteur de risque d'un diabète, **c'est l'âge**.
- Le premier facteur de risque d'un infarctus, **c'est l'âge**.
- Le premier facteur de risque de la démence, **c'est l'âge**…

L'âge est effectivement le principal facteur de risque pour de nombreuses maladies chroniques, surpassant des variables comme le mode de vie, le sexe ou encore l'environnement.

Cela s'explique par le fait que le vieillissement favorise l'accumulation de dommages biologiques, qui augmentent la probabilité de développer des pathologies graves. Toutefois, l'âge n'est pas une cause directe de mortalité ; ce sont les maladies associées au vieillissement qui en sont responsables. Cela dit, il est indéniable que l'âge est le déterminant clé de la mortalité dans le monde.

Il existe cependant une nuance importante : pour les jeunes, le principal facteur de risque de mortalité n'est pas l'âge, mais des causes externes, comme les accidents ou les blessures. Pour le reste de la population, en revanche, l'incidence de la mortalité est directement corrélée à l'âge biologique et aux pathologies qui en découlent. Ainsi, **combattre le vieillissement revient à s'attaquer à l'origine sous-jacente de nombreuses maladies**.

Une autre réflexion essentielle concerne la distinction entre le vieillissement lui-même et les maladies qui y sont associées. Par exemple, des pathologies comme la maladie d'Alzheimer, l'athérosclérose ou l'insuffisance cardiaque ont longtemps été perçues comme des conséquences naturelles du vieillissement. Or, bien que leur fréquence augmente avec l'âge, ces maladies ne sont pas une expression inévitable du vieillissement. Il existe des centenaires en bonne santé qui ne développent jamais ces affections, du moins pas jusqu'à un stade pathologique, preuve que ces pathologies ne sont pas systématiquement liées à l'âge. Cette distinction est cruciale : attribuer trop rapidement des symptômes au simple vieillissement peut conduire à des retards de diagnostic et de prise en charge. Par exemple, une perte de mémoire chez une personne âgée pourrait être interprétée comme normale alors qu'elle reflète en réalité les premiers signes d'une maladie neurodégénérative, comme Alzheimer.

Il est donc impératif de rester vigilant pour éviter que de fausses croyances sur le vieillissement ne privent les patients de traitements adaptés.

L'ÉCONOMIE DU VIEILLISSEMENT

Au-delà de l'intérêt de bénéficier autour de nous de personnes âgées, riches de savoir et d'amour, avoir des personnes âgées en bonne santé coûte largement moins cher à la société que de soigner des personnes âgées malades, qui déclinent année après année, perdent en autonomie et développent d'autres maladies chroniques. C'est un paramètre important à prendre en compte, car les seniors ou « 60 ans et plus » représentent aujourd'hui plus de 27 % de la population française – dont la moitié a plus de 75 ans. Avoir une population vieillissante en bonne santé est donc un enjeu important, tant humain qu'économique, quand on sait qu'en 2030, plus de deux milliards de personnes auront plus de 60 ans dans le monde[4], et que le nombre des années est le facteur prédictif de la plupart des maladies qui constituent le fardeau de la morbidité (ensemble des affections, maladies ou troubles qui affectent une population donnée sur une période donnée), de la mortalité et des coûts de santé[5].

Est-ce qu'on vieillit comme ses parents ?

Pendant longtemps, on a cru que le vieillissement était inscrit dans nos gènes, un destin tracé dès notre naissance. Autrement dit, que notre ADN hérité de nos parents déterminait non seulement notre apparence, mais aussi notre façon de vieillir : bien ou mal, rapidement ou lentement. Mais aujourd'hui, la science révèle une réalité bien plus nuancée, et surtout, porteuse d'espoir.

4. Vieillissement et santé, Organisation mondiale de la Santé, 2024. https://www.who.int/fr/news-room/fact-sheets/detail/ageing-and-health.
5. Teresa Niccoli, Linda Partridge, Ageing as a risk factor for disease, *Curr Biol.*, 2012. https://pubmed.ncbi.nlm.nih.gov/22975005/.

Des études récentes montrent que la part génétique du vieillissement, c'est-à-dire notre programmation biologique à vieillir d'une certaine manière, ne représente qu'une minorité des facteurs en jeu : environ 7 à 20 %[6]. Les 80 à 93 % restants dépendent d'un tout autre phénomène : notre épigénétique[7], soit l'influence de notre environnement au sens large – alimentation, activité physique, gestion du stress, sommeil, exposition aux polluants, etc.

En d'autres termes, le vieillissement est largement modulable. C'est une excellente nouvelle : **nous pouvons agir sur cette vaste majorité des facteurs et, ainsi, influencer non seulement la vitesse à laquelle nous vieillissons, mais aussi notre âge biologique (l'état de nos cellules) par rapport à notre âge chronologique (le nombre d'années écoulées depuis notre naissance).**

Cette découverte est particulièrement rassurante pour celles et ceux qui craignent un lourd héritage familial. Oui, il existe des familles où les maladies chroniques comme les cancers, les maladies cardiovasculaires ou la maladie d'Alzheimer sont fréquentes. Mais la bonne nouvelle, c'est que vos gènes ne dictent pas votre destin. Votre mode de vie peut considérablement réduire l'impact de cette prédisposition génétique.

À l'inverse, si vous avez un grand-parent ou un parent qui a atteint 100 ans, ne vous réjouissez pas trop vite. Cela ne garantit pas que vous partagerez la même longévité. Les recherches montrent que, même dans ces cas, l'environnement et les habitudes de vie jouent un rôle prépondérant.

Il existe tout de même des exceptions intrigantes. Certaines familles présentent une longévité exceptionnelle, comme celles identifiées parmi des communautés juives ashkénazes à New York[8]. Ces « supercentenaires » partagent des caractéristiques génétiques uniques qui semblent leur offrir une

6. Jacob vB Hjelmborg *et al.*, The Heritability of human longevity, *Twin Research and Human Genetics*, 2006.
7. Thomas A. Rando, Howard Y. Chang, Epigenetics in aging and longevity, *Cell*, 2012.
8. Gil Atzmon *et al.*, A genotype-tissue expression study of centenarians and their offspring in Ashkenazi Jewish families, *Aging Cell*, 2012.

protection contre certaines maladies liées à l'âge. Mais ces cas sont rares et ne reflètent pas la réalité de la majorité de la population.

Le message est clair : **nous ne sommes pas prisonniers de notre ADN.** Même si la génétique joue un rôle, la plus grande part de notre vieillissement est entre nos mains.

Chaque repas équilibré, chaque pas fait au quotidien, chaque nuit de sommeil réparateur ou moment passé à gérer notre stress contribuent à dessiner la trajectoire de notre vieillissement.

Et si ralentir l'âge chronologique reste hors de portée, nous pouvons influencer positivement notre âge biologique – et c'est là un pouvoir à ne pas sous-estimer.

La révolution épigénétique

L'épigénétique, un terme encore peu connu du grand public il y a quelques décennies, est aujourd'hui au cœur d'une véritable révolution scientifique, notamment dans la compréhension du vieillissement. Mais que se cache-t-il derrière ce mot complexe ? Et pourquoi cette discipline redéfinit-elle notre vision de la biologie et de la santé ?

L'épigénétique désigne l'ensemble des mécanismes qui régulent l'activité de nos gènes sans modifier directement la séquence de l'ADN. Imaginez votre ADN comme une immense bibliothèque contenant tous les livres nécessaires à la construction et au fonctionnement de votre corps. L'épigénétique, ce sont les marque-pages, les surlignages ou les post-it qui déterminent quels livres seront ouverts, quand et dans quel ordre. Autrement dit, l'épigénétique agit comme un interrupteur biologique, activant ou désactivant certains gènes en réponse à des signaux internes ou externes.

Prenons l'exemple du gène LCT, responsable de la production de lactase, l'enzyme qui permet de digérer le lactose. Chez les personnes tolérantes au lactose, ce gène reste actif grâce à l'absence de modifications épigénétiques. En revanche, chez les individus intolérants, l'ajout de groupes méthyle sur l'ADN entraîne son inactivation progressive à l'âge adulte, stoppant la production de lactase – dans de nombreuses populations d'Asie et d'Afrique, la majorité des adultes ont un gène LCT inactivé. Ce phénomène explique pourquoi certaines populations digèrent le lait toute leur vie, tandis que d'autres développent une intolérance au lactose. **Ces mécanismes épigénétiques incluent :**

- **La méthylation de l'ADN :** l'ajout de petites « étiquettes » chimiques (groupes méthyles) sur certaines parties de l'ADN pour empêcher ou favoriser la lecture d'un gène ;
- **Les modifications des histones :** ces protéines autour desquelles l'ADN est enroulé peuvent être modifiées pour rendre certains gènes plus ou moins accessibles à la régulation épigénétique ;
- **Les ARN non codants :** des molécules qui régulent directement l'expression des gènes.

Les processus épigénétiques sont influencés par des facteurs tels que l'alimentation, le stress, l'exercice physique, les toxines environnementales et même les émotions.

Pourquoi est-ce une révolution dans le vieillissement ?

Pendant longtemps, on a cru que notre patrimoine génétique, hérité de nos parents, était une sorte de destin inévitable. Mais l'épigénétique bouleverse cette idée en montrant que nous avons une influence sur l'expression de nos gènes, et donc sur notre santé et notre vieillissement.
Voici en quoi cela change tout :

- **Le vieillissement est modulable.** Des recherches montrent que le vieillissement biologique est en grande partie lié à des altérations épigénétiques, comme la méthylation de l'ADN. En adoptant un mode de vie sain, nous pouvons ralentir, voire inverser certains marqueurs du vieillissement.

- **La prévention devient proactive.** Plutôt que de simplement soigner les maladies, l'épigénétique permet d'intervenir en amont en optimisant les facteurs environnementaux qui influencent nos gènes.
- **Un espoir thérapeutique existe.** Des thérapies épigénétiques sont en développement pour réactiver des gènes protecteurs ou inhiber des gènes responsables de pathologies liées à l'âge, comme le cancer ou la maladie d'Alzheimer.

Par ailleurs, l'épigénétique explique pourquoi les choix quotidiens comptent autant. Une alimentation équilibrée, riche en antioxydants, un exercice physique régulier et une gestion du stress peuvent influencer favorablement l'expression de vos gènes. Inversement, des habitudes néfastes comme le tabagisme ou la sédentarité laissent des « traces épigénétiques » qui accélèrent le vieillissement.

La révolution épigénétique nous enseigne que **vieillir en bonne santé n'est pas une question de chance, mais de choix et de science**. En comprenant et en maîtrisant ces mécanismes, nous ouvrons la voie à une médecine préventive plus efficace et à des traitements révolutionnaires pour ralentir, voire inverser, certains aspects du vieillissement.
Alors que les frontières entre nature et culture s'estompent, l'épigénétique nous donne un pouvoir inédit : celui de prendre en main notre vieillissement et notre avenir biologique. Une révolution, à tous points de vue.

REPROGRAMMER NOS CELLULES

La reprogrammation cellulaire est une technique fascinante que les scientifiques explorent pour potentiellement ralentir ou inverser le vieillissement, et ainsi prolonger la vie.

Chaque cellule de notre corps a un âge biologique qui reflète son état de fonctionnement. Avec le temps, nos cellules accumulent des dommages, perdent leur efficacité et contribuent à notre vieillissement. La reprogrammation cellulaire consiste à utiliser certaines techniques pour « ramener » les cellules à un état plus jeune, presque comme si elles retrouvaient une partie de leur jeunesse.

Pour cela, les chercheurs s'appuient sur des « facteurs de Yamanaka », un ensemble de quatre protéines (facteurs de transcription) découvert en 2006 par le scientifique japonais Shinya Yamanaka (Prix Nobel de médecine 2012). Une découverte qui a permis de transformer des cellules adultes en cellules souches. Les cellules souches ont la capacité unique de se transformer en différents types de cellules et de se reproduire indéfiniment.

Elles sont un peu comme les cellules « originelles » ou des « cellules mères » capables de donner naissance à d'autres cellules aux fonctions précises, capables de redevenir n'importe quel type de cellule. L'idée est d'utiliser ces facteurs de manière contrôlée pour réinitialiser l'âge biologique des cellules sans effacer complètement leur identité, c'est-à-dire leur rôle dans le corps.

Dans des expériences menées sur des souris, ces techniques ont montré des signes prometteurs : les cellules deviennent plus saines et les organismes vivent plus longtemps. À terme, cette recherche pourrait ouvrir la voie à des thérapies capables de ralentir le vieillissement humain, de traiter des maladies liées à l'âge ou même de réparer des tissus endommagés.

Cependant, la reprogrammation cellulaire en est encore au stade expérimental, et des défis importants subsistent pour s'assurer que ces méthodes soient sûres et efficaces pour l'humain. En France, le chercheur Jean-Marc Lemaître, spécialisé en biologie cellulaire et en biologie du vieillissement, et son équipe à l'Institut de génomique fonctionnelle de Montpellier ont démontré qu'il était possible de rajeunir des cellules âgées, en appliquant une variante des facteurs de Yamanaka.

Les causes biochimiques du vieillissement

Le vieillissement biologique est l'ensemble des modifications, altérations, qui se font au niveau des gènes, des cellules, des molécules et des tissus, au fur et à mesure de l'avancée en âge, en dehors de toute maladie. Ces dysfonctionnements progressifs sont le premier facteur de risque de maladies graves, comme le cancer, le diabète, les maladies cardiovasculaires et neurodégénératives.

Pour expliquer le vieillissement, il existe plusieurs grandes théories qui s'entremêlent. Elles sont probablement toutes valables, il n'y en a pas une qui prime. En effet, multifactoriel, le processus de vieillissement est un ensemble de phénomènes complexes physico-chimiques, biologiques. Une étude publiée en 2013[9] dresse la nomenclature des **neuf phénomènes génétiques et biochimiques communs du vieillissement des mammifères** :

1. **Les lésions du génome et de l'ADN**
2. **Le rétrécissement des télomères**
3. **La dégradation de l'épigénétique**
4. **L'accumulation de protéines mal repliées ou endommagées**
5. **Le dysfonctionnement des mitochondries**
6. **La mauvaise détection des nutriments**
7. **La sénescence des cellules**
8. **L'épuisement des cellules souches**
9. **La signalisation intercellulaire et les inflammations**

Nous allons nous pencher principalement sur les premières.

L'altération du génome

L'ADN (acide désoxyribonucléique) est la molécule qui contient tout le code génétique nécessaire à la fabrication, au développement et au fonctionnement des êtres vivants. Il constitue ce qu'on appelle le « génome », soit l'ensemble de l'information génétique d'un organisme. On le représente souvent sous la forme d'une double hélice, composée de deux brins enroulés.

9. Carlos Lopez-Otin, Maria A. Blasco, Linda Partridge *et al.*, The Hallmarks of aging, *Cell*, 2013. https://www.cell.com/cell/pdf/S0092-8674(13) 00645-4.pdf.

L'ADN

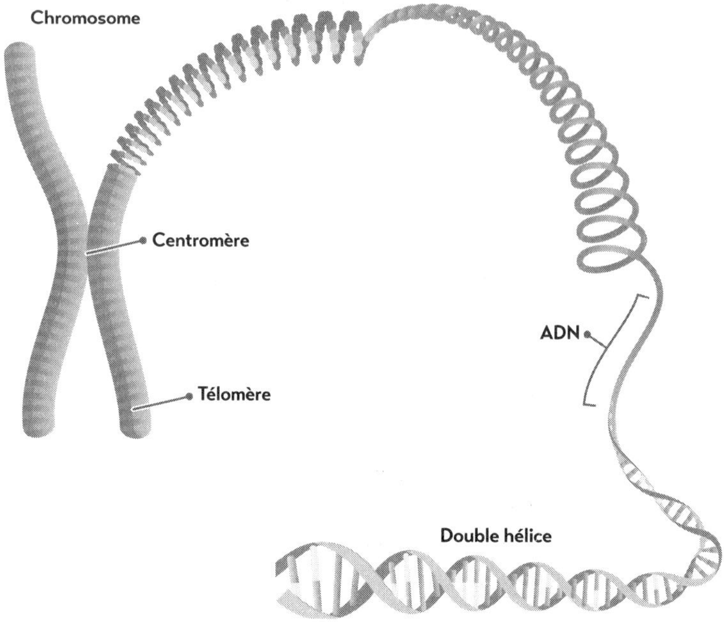

Le génome correspond à l'ensemble des gènes d'une espèce. Chez l'être humain, on estime qu'il existe entre 25 000 et 30 000 gènes, chacun jouant un rôle spécifique dans le fonctionnement de l'organisme. Ces gènes sont transmis d'une cellule à l'autre lors de la division cellulaire. L'ADN est alors intégralement répliqué afin que chaque cellule fille reçoive une copie complète et fonctionnelle du génome.

Cependant, au fil du temps, l'ADN accumule des dommages. Ces altérations, dues à divers facteurs, compromettent la capacité des gènes à fonctionner correctement. Cela peut perturber la réplication de l'ADN, ce qui engendre une transmission des erreurs aux nouvelles cellules. Plus ces erreurs s'accumulent, plus elles affectent les cellules, provoquant parfois leur dysfonctionnement ou leur mort. Ces mécanismes sont à l'origine de nombreuses pathologies, comme le cancer.

Le vieillissement est un facteur clé dans cette accumulation de dommages, mais il n'est pas le seul. Notre environnement (pollution, exposition aux rayonnements UV, toxines) et nos habitudes de vie (alimentation, stress, tabac) jouent également un rôle crucial dans la stabilité et la préservation de notre génome.

Les cellules sénescentes : fantômes du vieillissement

Avec le temps, nos tissus accumulent ce que l'on appelle des cellules sénescentes. Ces cellules, bien qu'encore vivantes, ont perdu leur capacité à se diviser et à remplir correctement leurs fonctions. Ces cellules sont dites « fantômes », car elles restent présentes dans l'organisme tout en perturbant son bon fonctionnement.

Lorsque l'on compare les tissus d'une personne âgée à ceux d'une personne jeune, une différence frappante est l'accumulation progressive de ces cellules sénescentes. **Elles s'installent dans de nombreux tissus, notamment dans la peau où elles contribuent au relâchement cutané, à la perte d'élasticité et à l'apparition des rides, mais aussi dans les muscles où elles participent à la diminution de la masse et de la force musculaire (sarcopénie).**

Mais leur impact ne s'arrête pas à ces signes visibles du vieillissement. Ces cellules émettent un cocktail de molécules inflammatoires, appelées SASP (*Senescence-associated secretory phenotypes*). Ce processus crée une inflammation chronique silencieuse, ou *inflamm'aging*, qui se propage à travers le corps. Avec le temps, cette inflammation favorise l'apparition des maladies chroniques comme le diabète de type 2, des maladies cardiovasculaires, etc.

Jusqu'à récemment, ces cellules sénescentes semblaient inévitables, un simple sous-produit du vieillissement. Mais la science a ouvert une voie révolutionnaire : **les sénolytiques**, des molécules capables de cibler et de détruire spécifiquement ces cellules dysfonctionnelles, tout en préservant les cellules saines.

Les recherches sur les sénolytiques, bien que principalement en phase expérimentale, montrent déjà des résultats prometteurs. Chez les animaux, l'élimination des cellules sénescentes a permis de ralentir le vieillissement, d'améliorer la régénération des tissus, et même de prolonger la durée de vie en bonne santé[10].

Chez l'humain, ces traitements suscitent un immense espoir pour réduire l'impact des maladies liées à l'âge, tout en améliorant la qualité de vie.

L'influence des phénomènes chimiques et physiques sur le vieillissement humain

Le vieillissement humain n'est pas uniquement gouverné par des processus biologiques ; des phénomènes chimiques et physiques y contribuent également de manière significative.

Au niveau chimique, des réactions comme la glycation (liaison irréversible entre des sucres et des protéines) altèrent la structure des protéines essentielles, rendant les tissus moins élastiques et plus rigides, ce qui favorise des conditions comme l'arthrose et le durcissement des artères. L'accumulation d'espèces réactives de l'oxygène (radicaux libres) provoque un stress oxydatif, endommageant les membranes cellulaires, les protéines et l'ADN, ce qui perturbe les fonctions vitales des cellules.

Sur le plan physique, des lois universelles comme l'entropie, qui tend à augmenter la désorganisation dans les systèmes fermés, entraînent une détérioration progressive des structures biologiques. De plus, des forces externes comme la gravité, en agissant sur les tissus mous, contribuent à des phénomènes visibles comme l'affaissement de la peau. Enfin, les rayonnements UV du soleil et d'autres formes de radiation altèrent la structure moléculaire de l'ADN et accélèrent les dommages cutanés, tandis que les variations thermiques (chaud et froid) sollicitent les mécanismes de régulation du corps, réduisant avec le temps leur efficacité.

Ces processus chimiques et physiques, bien qu'indirects, s'entrelacent avec les mécanismes biologiques pour amplifier les effets du vieillissement au fil des années.

10. Ok Hee Jeon, Chaekyu Kim *et al.*, Local clearance of senescent cells attenuates the development of post-traumatic osteoarthritis and creates a pro-regenerative environment, *Nat Med*. 2017. https://pubmed.ncbi.nlm.nih.gov/28436958/.

Le rétrécissement des télomères

Nous l'avons vu, les télomères sont des séquences d'ADN en forme de capuchons qui protègent les quatre extrémités des chromosomes. Or, avec le temps, ces extrémités s'usent, se raccourcissent, elles ne sont plus capables d'assurer leur rôle de protection et se dégradent à chaque division cellulaire jusqu'à finir par disparaître : les cellules entrent d'abord en sénescence puis meurent, entraînant la perte des informations génétiques. Plus on avance en âge, plus on est stressé, et plus les télomères sont courts. Or, un télomère court est lié à un risque plus élevé de contracter des maladies dégénératives, de développer des cancers et de vieillir plus vite.

On peut d'ailleurs mesurer notre âge biologique également à partir d'un échantillon de nos cellules, en utilisant les télomères. Mais, au contraire, quand on change de mode de vie, d'alimentation, qu'on se met à pratiquer une activité physique régulière alors qu'on n'en avait pas du tout, on observe qu'au lieu de raccourcir inéluctablement, les télomères se stabilisent, voire rallongent[11].

La dégradation épigénétique

L'épigénome est l'ensemble des mécanismes qui régulent l'expression du génome (vos gènes) sans modifier la séquence de l'ADN. Ces mécanismes, tels que la méthylation de l'ADN, les modifications des histones et les ARN non codants, agissent comme des interrupteurs qui contrôlent quels gènes sont activés ou désactivés à un moment donné. Ils sont essentiels pour le bon fonctionnement des cellules et des tissus.

Avec le temps, ces régulations épigénétiques deviennent moins précises, ce qui conduit à une désorganisation de l'épigénome. Ce phénomène lié au vieillissement est étudié, notamment par David Sinclair, l'un des chercheurs les plus influents dans le domaine de l'épigénétique et du vieillissement. Selon lui,

11. Aurélie Diman, Joanna Boros *et al.*, Nuclear respiratory factor 1 and endurance exercise promote human telomere transcription, *Sci Adv.*, 2016. https://pubmed.ncbi.nlm.nih.gov/27819056/.

la désorganisation de l'épigénome est une cause majeure du vieillissement. Il explore comment **des interventions comme l'activation des sirtuines (famille de protéines régulatrices) peuvent ralentir le vieillissement**. Steve Horvath est, quant à lui, célèbre pour avoir développé **l'horloge épigénétique**[12], un outil basé sur les niveaux de méthylation de l'ADN qui permet de mesurer l'âge biologique d'un individu. Cet outil est utilisé pour étudier comment les modifications épigénétiques influencent le vieillissement et les maladies associées.

L'accumulation de protéines mal repliées ou endommagées

Le vieillissement est étroitement lié à la capacité des cellules à produire, déployer et maintenir des protéines fonctionnelles. Les protéines, qui assurent des fonctions vitales telles que la catalyse des réactions enzymatiques, la signalisation cellulaire ou la structure des tissus, doivent être correctement pliées pour fonctionner. Avec l'âge, les mécanismes de surveillance, comme les chaperonnes moléculaires (qui aident au pliage correct des protéines) et les systèmes de dégradation des protéines mal pliées (comme le protéasome) deviennent moins efficaces. Cette défaillance conduit à une accumulation de protéines mal repliées ou agrégées, un phénomène observé dans de nombreuses maladies liées au vieillissement, comme la maladie d'Alzheimer où des agrégats de bêta-amyloïde perturbent la fonction des neurones.

En somme, le vieillissement affaiblit les mécanismes cellulaires essentiels au maintien de la qualité des protéines, ce qui contribue au dysfonctionnement cellulaire et aux pathologies associées. Les recherches ciblant ces mécanismes offrent des perspectives prometteuses pour ralentir le vieillissement et améliorer la santé cellulaire.

12. Steve Horvath, DNA methylation age of human tissues and cell types, *Genome Biology*, 2013. https://doi.org/10.1186/gb-2013-14-10-r115.

Nous venons de voir les quatre premières causes principales du vieillissement, toutes liées à l'ADN. Les trois causes suivantes, listées précédemment, tiennent à une dégradation avec le temps de systèmes censés nous protéger :

- Le dysfonctionnement des mitochondries, ces centrales énergétiques des cellules qui permettent à nos tissus et à nos organes de fonctionner : elles s'encrassent et réduisent la production d'énergie ;
- La mauvaise détection des nutriments, provoquant une athérosclérose, cause des maladies cardiovasculaires ;
- La sénescence des cellules ou mort cellulaire génétiquement programmée.

Enfin, les deux dernières causes, à savoir l'épuisement des cellules souches et l'inflammation, accentuent les effets des précédentes.

> Ce qu'il faut retenir de ce développement ardu mais nécessaire pour comprendre la suite :
>
> Toutes ces causes, liées entre elles et dont les effets se renforcent, expliquent les mécanismes du vieillissement. Chacune d'entre elles donne lieu à des champs de recherche différents. Avec des chercheurs d'horizons différents, des thérapeutiques différentes.
>
> Quel que soit le moment de votre vie à partir duquel vous allez commencer à vous y intéresser, à prendre soin de vous, vous allez infléchir le cours des choses. Même si vous avez 50 ans, 60 ans, 70 ans ou plus, vous allez pouvoir gagner du capital santé. Une personne âgée de 70 ans, jusqu'ici très sédentaire, peut biologiquement rajeunir si elle se met à faire régulièrement un petit peu de sport, à manger plus équilibré, à rencontrer des gens, etc.[13]

13. Kara N. Fitzgerald, Romilly Hodges *et al.*, Potential reversal of epigenetic age using a diet and lifestyle interventio, *Aging*, 2021. https://pubmed.ncbi.nlm.nih.gov/33844651/.

Je voudrais vraiment vous faire comprendre qu'il n'est jamais trop tard, quel que soit le moment de votre vie, pour rajeunir !

Un mot sur le *biohacking*

Le *biohacking* (en français « hacker sa biologie », c'est-à-dire pirater sa biologie) désigne un ensemble de pratiques et de techniques visant à améliorer les performances physiques, mentales et la santé globale en agissant sur les mécanismes biologiques de son propre corps. Mélange de biologie, de médecine et parfois de technologie, il repose sur l'idée de mieux comprendre et maîtriser son organisme pour atteindre des objectifs précis : améliorer l'énergie, optimiser le sommeil, augmenter la concentration ou encore ralentir le vieillissement. Il est donc **une optimisation biologique personnelle**.

Le *biohacking* commence souvent par des ajustements simples mais efficaces du mode de vie : une alimentation adaptée (régime cétogène, jeûne intermittent, alimentation riche en antioxydants) ; l'optimisation du sommeil à l'aide de routines précises et d'outils technologiques (suivi du sommeil avec des montres connectées, luminothérapie) ; la gestion du stress par la méditation, la cohérence cardiaque ou la respiration contrôlée.

Les suppléments alimentaires, de vitamines ou de nootropiques (substances stimulant les fonctions cognitives) sont une pratique courante pour améliorer les performances physiques et mentales.

Les *biohackers* s'appuient souvent sur des outils technologiques pour surveiller leur santé en temps réel : suivi de biomarqueurs (glycémie, rythme cardiaque, variabilité de la fréquence cardiaque) *via* des capteurs ou applications et analyse de données sur le sommeil, l'activité physique ou la nutrition.

Certains *biohackers* explorent des pratiques plus avant-gardistes comme la cryothérapie pour réduire l'inflammation, les bains d'eau froide pour améliorer la résilience au stress, la thérapie génique ou les interventions sur le microbiote intestinal.

Ces méthodes, bien que fascinantes, restent souvent expérimentales et controversées.

Le *biohacking* séduit ceux qui souhaitent prendre en main leur santé et optimiser leur vie en utilisant les outils de la science moderne. Il s'adresse autant aux amateurs de bien-être qu'aux passionnés de technologies cherchant à repousser les limites de leur corps et de leur esprit, parfois dans une quête de longévité et de jeunesse biologique.

Cependant, le *biohacking* suscite des débats, notamment autour de :

- **La sécurité.** Certaines pratiques expérimentales, comme l'automédication ou la thérapie génique DIY, peuvent présenter des risques pour la santé ;
- **L'éthique.** L'idée d'améliorer « artificiellement » son corps soulève des questions sur les inégalités d'accès aux technologies et la normalisation des interventions biologiques ;
- **Les preuves scientifiques.** Toutes les pratiques de *biohacking* ne reposent pas sur des bases solides, certaines relèvent davantage de tendances que de résultats validés.

> Le *biohacking* est à la croisée des sciences modernes et d'une quête individuelle de contrôle sur son corps. Il représente une approche innovante et personnalisée de la santé, mais nécessite une prudence éclairée face aux pratiques non validées ou potentiellement risquées.

BRYAN JOHNSON, L'AMÉRICAIN QUI COURAIT APRÈS LE TEMPS

Ce milliardaire de moins de 50 ans, ex-PDG d'une société de nouvelles technologies, consacre son temps et son argent (environ 2 millions de dollars par an) dans ses traitements à la recherche d'une jeunesse éternelle.

Dès son réveil à 5 heures du matin, sa journée monastique est réglée comme du papier à musique : pesée puis à 7 heures, il boit un smoothie édulcoré à la poudre de chlorelle, aux acides aminés et à la créatine avant d'avaler pas moins de soixante pilules suivies de légumes (brocoli, chou-fleur, champignon). Il prend le repas suivant à 9 heures, suivi d'un en-cas deux heures plus tard, soit 2 200 calories dans la matinée… avant de jeûner jusqu'au lendemain. Il se couche à 20 h 30. Chaque jour, il fait du sport 1 heure, en évitant l'exposition aux heures les plus chaudes. Le reste du temps, il n'ingurgite pas moins de cent onze cachets quotidiens et passe une batterie de tests et d'exercices sur son corps pour ajuster en permanence ses actions grâce à la clinique de pointe installée dans sa maison.

Bryan Johnson dit qu'il n'a jamais autant aimé manger de sa vie, qu'il ne s'est jamais senti aussi bien, aussi heureux. Il assume d'être le cobaye d'un projet scientifique d'une équipe de trente personnes pour faire baisser l'âge de ses organes. Il assure : « Mon âge réel est 46 ans. Mon cœur en a 37 et mes capacités cardiovasculaires sont celles d'un jeune de 18 ans extrêmement sportif. Toutes mes caractéristiques biologiques montrent que mon corps est en très grande forme. »

Si son cas est spectaculaire, il n'est pas isolé. Les « cliniques de longévité » aux États-Unis sont de plus en plus nombreuses… La jeunesse éternelle, un mythe en passe de devenir une réalité ou un business à fort potentiel ?

Dans les chapitres suivants, il ne sera pas question de *biohacking* à proprement parler. En effet, adopter une démarche radicale, ultra-focalisée et hautement consciente demande une énergie et une motivation d'une intensité particulière, souvent difficile à maintenir sur le long terme. Cela ne signifie pas que tout est à rejeter dans cette approche, mais il existe des exemples inspirants ailleurs : des lieux dans le monde où les habitants vivent longtemps et en bonne santé, sans effort conscient ni stratégies complexes. Ces régions, au nombre de cinq et appelées « zones bleues » ou « *Blue Zones* », intriguent par leurs taux exceptionnels de centenaires en pleine forme. Comprendre leurs secrets pourrait nous apporter des enseignements précieux sur une longévité naturelle et durable.

Les *Blue Zones* : un modèle ?

Vous en avez peut-être déjà entendu parler. Il s'agit de certaines régions du monde, les *Blue Zones*, où les centenaires sont légion ! Les habitants y vivent mieux et plus longtemps[14].

C'est en étudiant la longévité exceptionnelle des habitants de Sardaigne, île italienne au sud de la Corse, que l'universitaire italien Gianni Mario Pes et le démographe belge Michel Poulain ont fait cette découverte et présenté leurs travaux en 2000. Le nom « zones bleues » vient tout simplement du fait que les chercheurs marquaient d'un cercle bleu sur la carte ces *longevity hot spots* !

L'analyse des gènes sardes impliqués dans l'inflammation, le cancer et les maladies cardiovasculaires, mais aussi le diabète et la démence n'ont pas été concluants, autrement dit l'explication de cette longévité hors norme ne se trouve pas dans un ADN qui serait particulièrement favorable. Les chercheurs ont conclu que **ce n'était pas tant leur âge que leur environnement, leur style de vie et leur alimentation qui leur assuraient, plus que leur ADN, une meilleure santé et espérance de vie**. En effet, la plupart des Sardes sont bergers ou fermiers et se dépensent quotidiennement au grand air. Leur régime alimentaire est méditerranéen : légumes cultivés dans le potager, pain

14. Dan Buettner, *The Blue Zones: Lessons for living longer from the people who've lived the longest*, National Geographic, 2008.

de grains entiers, fromage de lait entier de brebis nourries à l'herbe, vin rouge local particulièrement riche en polyphénols et viande, au mieux, une fois par semaine. En outre, tous ont souligné l'importance de la famille et des liens sociaux, expliquant l'absence des maisons de retraite sur l'île.
Mais la Sardaigne n'est pas un cas isolé, d'autres régions ont pu être identifiées comme des zones bleues.

Les habitants de l'archipel Okinawa au Japon ont, eux aussi, une grande concentration de centenaires : plus de 66,7 pour 100 000 habitants en 2010. Leur régime alimentaire repose sur les végétaux, légumes à feuilles vertes, patates douces violettes, poissons et fruits de mer. Là encore, une activité physique quotidienne leur permet de rester en forme et des liens familiaux et sociaux sont très forts, avec des réunions régulières appelées *moai* – nous y reviendrons.
Deux caractéristiques sont propres aux habitants de cette île :

- **L'autorestriction alimentaire**, inspirée de Confucius (*hara hachi bun me* – là aussi, nous y reviendrons au chapitre 1) qui recommande d'être rassasié à 80 % à la fin d'un repas ;
- **L'*ikigai*** – ou avoir une raison de se lever chaque matin pour donner un sens à sa vie (voir chapitre 4).

Mêmes caractéristiques de longévité dans la péninsule de Nicoya, au Costa Rica. Île isolée comme ses confrères, le régime alimentaire dans cette région est à base de plantes (haricots noirs, courges, tortillas de maïs, fruits), d'œufs, de poulet et porc. À noter, une même dépense physique, de mêmes liens familiaux... et une forte foi religieuse.

C'est le cas aussi de Loma Linda, en Californie du Sud, aux États-Unis, dans une communauté de l'Église adventiste du septième jour (une confession chrétienne protestante). L'espérance de vie y est nettement meilleure, comparée aux Américains dont 50 % mourront d'une maladie cardiovasculaire ou d'un cancer d'après les chiffres de l'agence fédérale des Centers for Disease Control and Prevention (CDC). Leur régime est essentiellement végétarien, ils sont actifs physiquement et ont une croyance et un esprit communautaire très développés.

Plus attendu peut-être en raison de la réputation du régime méditerranéen, Ikaria est une île grecque où un habitant sur trois atteindra 90 ans ! Jardin potager maison, vie peu stressante, régime méditerranéen donc (légumes, fruits, huile d'olive, poissons, lait de chèvre, très peu de viande), peu de sucre, café et vin quotidiens, tisanes d'herbes expliquent leur longévité, auquel s'ajoute un jeûne régulier selon le calendrier de l'Église orthodoxe grecque.

Dans ces cinq régions, la longévité en bonne santé est donc nettement plus grande que la moyenne, la santé mentale excellente, le stress mineur, le mental positif et la qualité de vie heureuse.

Les zones bleues

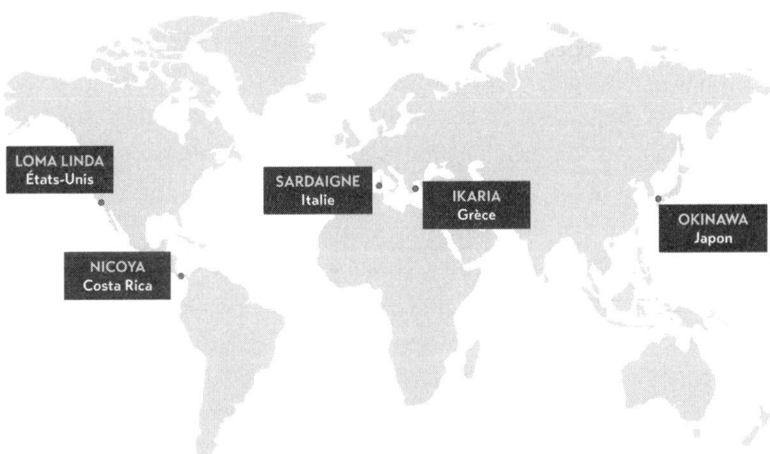

Les points communs des zones bleues

Si nous devions résumer les **caractéristiques communes à ces cinq zones**, nous aurions :

- **une alimentation sobre**, à prépondérance végétarienne, en portions modérées,

- **une consommation d'alcool modérée** (vin rouge) ou inexistante,
- **une activité physique modérée et régulière**, en plein air, au-delà de 80 ans,
- **une réduction du stress**,
- **un sens donné à sa vie**, un engagement dans une forme de spiritualité,
- **un engagement au profit des autres** et une intégration dans la communauté.

Il est intéressant de noter que si les populations des zones bleues déménagent dans d'autres endroits, leur espérance de vie tend à se rapprocher de celle des pays d'accueil, illustrant le fait que leur longévité exceptionnelle n'est pas principalement génétique.

Mais ce qui m'intéresse particulièrement dans le cas des zones bleues, c'est que ces populations de centenaires ne font, si j'ose dire, aucun effort pour être en si bonne santé. Ils ne font pas particulièrement attention à leur santé, ils ne se rendent pas dans des salles de sport ou ne consacrent pas des plages horaires à une activité physique comme nous, nous le faisons ; ils ne s'intéressent pas à ce qu'ils mangent en comparant les produits, en s'informant sur les différents types de régimes ; ils ne cherchent pas à baisser leur niveau de stress, etc. En réalité, c'est leur environnement, leur mode de vie qui leur procure cette espérance de vie. Tout entre en compte : le climat, l'activité physique, le régime alimentaire, les liens sociaux, la spiritualité… Il n'y a aucune démarche volontaire de leur part.

Mais alors, la question est de savoir s'il est possible de s'approprier les caractéristiques des zones bleues sans y vivre…

La réponse est à mon avis : oui ! Je pense qu'il s'agit de mettre en balance notre mode de vie et les piliers, les fondamentaux des zones bleues pour adapter, optimiser notre environnement plus que notre comportement.

Dans les chapitres suivants, nous allons reprendre ces piliers un par un et voir comment les intégrer dans notre vie, par des astuces simples à mettre en place au quotidien. Vous en avez

sûrement fait l'expérience : les choses que l'on fait consciemment, les bonnes résolutions que l'on prend notamment en début d'année, ne durent qu'un temps. Je crois plus à l'adaptation progressive de notre environnement, à une chaîne de petits gestes mis bout à bout qui, au bout du compte, sans requérir de réflexion, de programmation, d'anticipation de notre part, donnent des résultats positifs et surtout durables.
Autrement dit, il peut y avoir au début une prise de conscience suivie d'une démarche volontaire de s'occuper de sa santé – comme dans le *biohacking* – mais qui laisse ensuite la place à l'intégration progressive de petites choses sans trop y penser, afin de vivre en mode zone bleue ! Si les deux approches – le *biohacking* et la vie en zone bleue – n'ont pas le même angle, elles ont la même finalité, la longévité, et se complètent. En résumé, je crois plus aux comportements et au mode de vie observés dans les zones bleues, qui, quand on y regarde de près, relèvent finalement beaucoup du bon sens, qu'à la prise de multiples pilules tout au long de la journée !

Et si nous faisions les bons choix ?

L'idée des zones bleues peut être résumée en une phrase, popularisée par le journaliste du *National Geographic* qui s'est spécialisé sur le sujet, Dan Buettner : *Easy Choice*. Ce dernier, en plus d'écrire de nombreux livres, a réalisé une série documentaire sur l'art de devenir centenaire : *100 ans de plénitude : les secrets des zones bleues*. On y découvre, outre les portraits éloquents de centenaires des régions sus-citées, que Dan Buettner fait appliquer à certaines villes nord-américaines le mode de vie des zones bleues, voire qu'il l'exporte, comme à Singapour.

CRÉER ARTIFICIELLEMENT DES ZONES BLEUES ?

Il semblerait que c'est possible, si l'on étudie le cas de Singapour, devenu l'un des meilleurs pays du monde en termes de qualité et d'espérance de vie. Le nombre de centenaires y a doublé au cours de la décennie 2010-2020. L'explication tient au fait que la ville a lancé tout un tas d'initiatives de santé publique pour encourager les habitants à adopter une meilleure alimentation : cigarettes et alcool taxés lourdement, étiquetage nutritionnel obligatoire, réduction de la teneur en sucre des boissons. La ville s'est également dotée de nombreux espaces verts, lui valant le surnom de « ville-jardin », qui facilitent les rencontres et l'activité physique. L'usage de la voiture est remplacé par les transports publics favorisant la marche. Le gouvernement aide aussi les familles à garder leurs aînés avec elles plutôt que de les placer en maison de retraite. Enfin, l'accès aux soins est universel, qu'il soit en prévention ou en traitement.

Il semble donc tout à fait possible de créer des zones bleues artificielles en mettant en œuvre des politiques de santé publique et des initiatives communautaires basées sur les principes observés dans les *Blue Zones* naturelles. Plusieurs villes et communautés à travers le monde ont adopté cette approche avec succès, comme **le programme *Blue Zones Project*** lancé aux États-Unis.
Voici comment cela peut être réalisé :

1. Favoriser une alimentation saine et durable

- **Politiques alimentaires :** encourager la consommation de fruits, de légumes, de légumineuses et de céréales complètes grâce à des subventions, des campagnes éducatives ou des incitations fiscales.
- **Limiter les aliments transformés :** taxer les aliments ultra-transformés et riches en sucre pour décourager leur consommation.
- **Accessibilité alimentaire :** créer des marchés de producteurs locaux, des jardins communautaires et des partenariats avec les écoles pour offrir des repas équilibrés.

2. Promouvoir l'activité physique

- **Aménagement urbain :** construire des infrastructures favorisant la marche, le vélo et les activités physiques (pistes cyclables, parcs, zones piétonnes).
- **Programmes communautaires :** offrir des activités gratuites ou à bas coût comme des cours de yoga, de danse ou de jardinage.
- **Réduction de la dépendance à la voiture :** concevoir des villes où les trajets à pied ou à vélo sont plus pratiques que l'utilisation de la voiture.

3. Renforcer les liens sociaux

- **Espaces communautaires :** créer des lieux où les gens peuvent se réunir pour interagir (bibliothèques, parcs, centres culturels).
- **Initiatives de soutien social :** mettre en place des groupes d'entraide ou des programmes comme le concept de *moai* d'Okinawa (groupes sociaux pour soutien mutuel, voir page 181).
- **Programmes intergénérationnels :** encourager les interactions entre jeunes et seniors pour maintenir des liens sociaux forts.

4. Réduire le stress

- **Culture du bien-être :** promouvoir des pratiques comme la méditation, la pleine conscience… ou la sieste par des campagnes ou des initiatives dans les lieux de travail.
- **Réduction des horaires excessifs de travail :** introduire des politiques pour favoriser l'équilibre entre vie professionnelle et vie personnelle.
- **Espaces naturels accessibles :** développer des parcs et des zones vertes pour encourager les promenades et la relaxation.

5. Encourager des modes de vie significatifs

- **Programmes de mentorat et bénévolat :** donner aux gens des opportunités de contribuer à la communauté.
- **Favoriser la « raison d'être » :** soutenir les initiatives qui aident les individus à définir leur *ikigai* (raison d'être) ou leurs objectifs de vie (voir page 183).

6. Limiter l'exposition aux comportements nocifs

- **Campagnes antitabac et anti-alcool :** mettre en œuvre des politiques pour réduire l'usage du tabac et la consommation excessive d'alcool.
- **Éducation sanitaire :** sensibiliser les communautés aux habitudes de vie saines dès l'école.

Certaines villes comme Albert Lea, au Minnesota, ou des communautés en Californie, à Hawaï, ont adopté ces principes dans le cadre du *Blue Zones Project*. Ces initiatives ont conduit à :

- une augmentation de l'espérance de vie,
- une diminution des maladies chroniques,
- une meilleure qualité de vie générale.

Si la France était, en 2023, le pays européen qui compte le plus de centenaires en proportion et en nombre absolu – des chiffres encourageants ! –, force est de reconnaître que dans nos sociétés, le « choix facile », voire bon marché, c'est plutôt d'acheter un paquet de chips que des légumes de saison bio, de manger un plat industriel ultra-transformé réchauffé en quelques minutes qu'un plat cuisiné à la maison en 15 minutes, de prendre sa voiture plutôt que son vélo ou encore de préférer l'escalator ou l'ascenseur aux escaliers.

Or, les chercheurs ont distingué ce qu'on appelle **« les grands tueurs »** dans nos sociétés occidentales :

- les pathologies cardiovasculaires (hypertension, infarctus du myocarde, AVC – première cause de mortalité pour les femmes) ;

- les cancers ;
- les maladies respiratoires chroniques ;
- les démences (tous les types de perte de cognition) ;
- le diabète et les complications associées.

Nous savons aujourd'hui que notre mode de vie et notre environnement jouent un rôle majeur dans l'apparition de ces « grands tueurs » et qu'il est même possible d'en prévenir certains.

Fait surprenant : une proportion importante de cancers, jusqu'à 40 % selon l'Institut national du cancer (2016), pourrait être évitée en adoptant des habitudes de vie plus saines. Le tabac, l'alcool, l'obésité, une alimentation déséquilibrée, la sédentarité, l'exposition excessive au soleil ou à des produits chimiques sont autant de facteurs de risque que nous pouvons influencer.

Nous sommes les acteurs de notre santé et de notre vieillissement

Prendre conscience de notre pouvoir d'agir, c'est avant tout se faire dépister régulièrement, mais aussi revoir notre mode de vie. Cela signifie mettre toutes les chances de notre côté pour prévenir ces maladies. Certes, il existe toujours des exceptions : cette personne de 90 ans qui a fumé toute sa vie sans souci majeur de santé, ou celle qui, malgré une vie exemplaire, est partie prématurément. Mon objectif n'est en aucun cas de tenir un discours moralisateur, mais au contraire, de vous donner de l'espoir. Il s'agit de rappeler que nous avons un pouvoir d'action et que nous pouvons miser sur l'essentiel : vivre en meilleure santé et profiter pleinement de chaque moment.
Nous avons le pouvoir d'agir pour ralentir le processus et préserver notre bien-être. Cependant, ce changement ne devrait pas être vécu comme une contrainte ou une liste interminable

de tâches à accomplir. La clé, selon moi, réside dans le bénéfice tangible et immédiat qu'apporte un mode de vie plus sain, non seulement pour vous, mais aussi pour vos proches. **Il est prouvé qu'en adoptant de nouvelles habitudes, même simples, les effets positifs sur notre corps, notre cerveau et notre mental apparaissent rapidement.** Ces changements sont bien plus motivants que n'importe quelle promesse à long terme.

Choisir de changer, quel que soit votre âge, c'est enclencher un cercle vertueux, bien loin des contraintes perçues comme une corvée. Il ne s'agit pas de vivre jusqu'à 100 ans en se privant, mais plutôt de savourer une vie en meilleure santé, avec énergie et sérénité. Le changement n'est ainsi pas un sacrifice, mais une opportunité réelle de se sentir bien, durablement.

Je vous propose maintenant de passer au changement, à l'action et d'effectuer votre révolution épigénétique !

Chapitre 1

NOURRIR LA LONGÉVITÉ

Et si chaque bouchée que nous choisissons influençait directement notre longévité ?
Une étude norvégienne publiée en 2023 dévoile comment **des changements simples dans nos choix alimentaires peuvent nous faire gagner jusqu'à dix ans d'espérance de vie**[1] !

La nutrition est un univers fascinant, mais souvent complexe. Alors, revenons aux bases pour clarifier ce qu'est un régime alimentaire équilibré. Attention, ici, le mot « régime » ne signifie pas une restriction temporaire pour perdre du poids, mais plutôt une manière durable de nourrir votre corps et votre esprit. Comprenez ceci : les véritables effets bénéfiques de l'alimentation ne se mesurent pas en jours ou en semaines, mais sur des années. Les « régimes express » qui promettent monts et merveilles en quelques semaines ? En réalité, ils laissent souvent derrière eux plus de dégâts que de bienfaits.
Alors, comment bâtir les fondations d'une alimentation équilibrée et pérenne ? Tout commence par votre assiette, qui doit devenir votre alliée santé.
Voici les ingrédients essentiels :

- **Les glucides :** votre carburant
  Ils fournissent l'énergie dont vous avez besoin pour fonctionner chaque jour. Optez pour des glucides de qualité : céréales complètes, légumineuses, fruits riches en fibres…
- **Les protéines :** vos bâtisseurs
  Elles soutiennent la réparation des tissus, renforcent

1. Lars T. Fadnes, Jan-Magnus Økland *et al.*, Estimating impact of food choices on life expectancy: A modeling study, *PLoS Med*, 2022. https://doi.org/10.1371/journal.pmed.1003889.

vos os et boostent votre système immunitaire (viandes maigres, poissons, œufs, produits laitiers, légumineuses...).

- **Les lipides :** vos alliés insoupçonnés
Ils sont indispensables au bon fonctionnement de votre corps (poissons gras, huiles végétales de qualité, comme l'huile d'olive, noix, beurre).
- **Les micronutriments :** vos gardiens invisibles
Vitamines, antioxydants, minéraux, oligoéléments... Ces petits soldats protègent vos cellules, améliorent vos défenses et contribuent à une santé optimale.

En résumé, une alimentation équilibrée, c'est un dialogue harmonieux entre macro et micronutriments.

C'est un choix quotidien qui nourrit votre vitalité et construit votre santé pour les années à venir. Plutôt que de vous laisser séduire par des promesses miracles, choisissez une approche durable et savoureuse. Votre corps mérite bien plus qu'une tendance passagère : il mérite d'être choyé, nourri et respecté, un repas à la fois.

Manger équilibré, ça veut dire quoi aujourd'hui ?

Si l'on compare les recommandations nutritionnelles d'un pays à l'autre, que ce soit en France, au Royaume-Uni (NHS), aux États-Unis (MyPlate), en Italie ou en Espagne, on observe de nombreuses similitudes, surtout dans les pays occidentaux. Cela s'explique par des habitudes alimentaires et des défis de santé publique relativement proches, comme la lutte contre l'obésité, les maladies cardiovasculaires et les cancers liés à l'alimentation.

Cependant, ces recommandations varient en fonction des traditions culinaires, des produits locaux et des modes de vie spécifiques à chaque région. Par exemple, au Japon, les recommandations incluent la consommation régulière d'algues, un aliment riche en minéraux et en iode, qui n'est pas central dans la culture alimentaire occidentale. Cela reflète les disponibilités alimentaires locales et les besoins spécifiques à leur population. Malgré ces différences, il existe des points communs universels, que l'on retrouve dans presque toutes les recommandations, quels que soient le pays ou le continent.

Les grands principes d'une alimentation équilibrée aujourd'hui

Dans des pays comme la France, l'Allemagne ou les États-Unis, les lignes directrices convergent sur plusieurs éléments essentiels :

- **Diversité alimentaire :** consommer une large variété d'aliments pour garantir un apport optimal en nutriments.
- **Produits frais, locaux et de saison :** privilégier les aliments non transformés, issus d'une production locale et adaptés à la saison, pour des apports nutritifs optimaux.
- **Limitation des produits ultra-transformés :** éviter les aliments riches en sucres ajoutés, en graisses saturées et en additifs, qui sont liés à des risques accrus de maladies chroniques.
- **Varier les sources de protéines :** encourager la consommation de protéines végétales (légumineuses, tofu, noix) et réduire progressivement les protéines animales, tout en conservant une place pour des produits de qualité (viande maigre, poissons).

Comment composer une assiette équilibrée ?

Un repas équilibré se construit en respectant des proportions adaptées pour garantir une bonne répartition des macronutriments.

Voici une méthode simple pour évaluer les portions sans mesure complexe :

1. Remplissez la moitié de votre assiette avec des légumes.

Les légumes sont la base de votre assiette. Riches en fibres, vitamines et minéraux, ils apportent des antioxydants essentiels pour protéger vos cellules et favoriser une bonne digestion.

- Exemples : épinards, carottes, poireaux, brocolis, courgettes, tomates, ou encore une salade colorée.
- Astuce : variez les couleurs et textures pour maximiser les bienfaits nutritionnels.

2. Réservez un quart pour les protéines.

Les protéines sont indispensables pour réparer les tissus, renforcer les muscles et soutenir le système immunitaire.

- Exemples de protéines animales : poisson (idéalement gras, comme le saumon), viande maigre (poulet, dinde), œufs.
- Exemples de protéines végétales : lentilles, pois chiches, haricots rouges, tofu ou tempeh.
- Astuce : adaptez les portions (environ 100 à 120 g de viande/poisson ou équivalent végétal).

3. Complétez avec un quart de glucides complexes.

Les glucides complexes fournissent une énergie durable grâce à leurs fibres et leur index glycémique bas.

- Exemples : riz brun, quinoa, patate douce, boulgour, pois cassés, pain complet.
- Astuce : privilégiez les céréales complètes pour un apport supplémentaire en fibres et minéraux.

4. Ajoutez les touches finales.

- Assaisonnement sain : optez pour une huile végétale de qualité (olive, colza, lin) en petite quantité et agrémentez d'herbes ou d'épices (curcuma, cumin, persil) pour relever les saveurs sans excès de sel.
- Bonus santé : terminez avec un fruit de saison ou un produit laitier (yaourt nature ou fromage frais).

Les recommandations nutritionnelles modernes ne sont pas des règles rigides, mais des lignes directrices conçues pour s'adapter à différents contextes culturels et individuels. **Ce qui compte, c'est de viser une alimentation variée, équilibrée et ancrée dans les réalités locales.** En appliquant ces principes, vous offrez à votre corps non seulement ce dont il a besoin pour fonctionner, mais aussi les meilleures chances de prévenir les maladies chroniques et de profiter d'une santé durable.

Une alimentation plus végétale

En examinant de près l'alimentation des habitants des zones bleues, il apparaît que celle-ci pourrait jouer un rôle clé dans leur longévité. Les composantes de leur régime alimentaire partagent de nombreuses similitudes avec les recommandations nutritionnistes modernes : une cuisine principalement faite maison, une consommation abondante de légumes, de légumineuses (voir page 64) et de céréales complètes.
Cependant, ces populations ne suivent pas de régime restrictif ou rigide. Leur approche alimentaire est plutôt marquée par **la diversité et la modération**. Par exemple, bien que le véganisme ne soit pas courant dans ces régions, la consommation de viande y est modérée. La viande n'est pas au centre de leur alimentation : elle est consommée de manière occasionnelle, en petites quantités, souvent comme un complément à une assiette dominée par des légumes et des céréales. Cela contraste nettement avec les habitudes alimentaires observées dans de nombreux pays occidentaux, notamment aux États-Unis, où la viande – rouge en particulier – est souvent la pièce maîtresse des

repas, avec les légumes et céréales relégués au rang de simples accompagnements.

Ce mode de consommation est d'autant plus pertinent qu'une abondance d'études a établi un lien entre une consommation excessive de viande rouge et un risque accru de maladies cardio-vasculaires[2]. Certains métabolites créés par notre microbiote lorsque nous consommons de la viande rouge ou transformée – le triméthylamine-N-oxyde (TMAO) et deux de ses intermédiaires clés, la gamma-butyrobétaïne et la crotonobétaïne, elles-mêmes dérivées de la L-carnitine – pourraient être incriminés.

Loin de moi l'idée de prôner le véganisme, le végétalisme, des préférences alimentaires empreintes de beaucoup de politique, de philosophie, d'écologie et d'éthique quant au bien-être des animaux et de la planète. Débattre de leur bien-fondé ou pas n'est pas le sujet de ce livre.

S'il fallait, sans être trop restrictif, qualifier **le régime le plus simple pour la santé, le meilleur, le plus global et celui qui est largement constaté dans les zones bleues**, le terme anglais *whole food plant-based* (WFPB) serait le plus adapté. C'est-à-dire l'alimentation entière (*whole food*), peu ou pas transformée (voir plus loin), et *plant-based*, à tendance végétale. Cela ne signifie pas que la viande est interdite, pas plus que le poisson, mais que l'alimentation devrait avoir une prédominance végétale.

Une condition que l'on retrouve chez beaucoup de centenaires en bonne santé, dans les zones bleues. Là-bas, la consommation de viande ou de poisson existe, comme on l'a dit, mais elle n'est pas la base de l'alimentation. Le fameux régime méditerranéen n'est pas strictement un régime WFPB, mais il en partage de nombreux principes et peut s'en rapprocher.

---

2. Meng Wang, Zeneng Wang, Yujin Lee *et al.*, Dietary Meat, Trimethylamine N-Oxide-Related Metabolites, and Incident Cardiovascular Disease Among Older Adults: The Cardiovascular Health Study, *Arteriosclerosis, Thrombosis, and Vascular Biology*, 2022. https://doi.org/10.1371/journal.pmed.1003889.

FINI LA CORVÉE D'ÉPLUCHAGE !

Conserver et consommer la peau des fruits et des légumes est une excellente habitude pour la santé, à condition que ces produits soient bien lavés et, idéalement, issus de l'agriculture biologique. En effet, la peau des fruits et légumes contient souvent une concentration élevée de nutriments essentiels, tels que des fibres, des vitamines, des minéraux et des antioxydants. Par exemple, la peau des pommes est riche en quercétine, un puissant antioxydant, celle des pommes de terre contient des fibres et du potassium, tandis que celle des concombres apporte de la vitamine K et de la chlorophylle.

En consommant la peau, vous bénéficiez également d'une source importante de fibres, qui favorisent une bonne santé digestive, procurent une sensation de satiété et contribuent à la régulation du taux de sucre dans le sang. De plus, les peaux renferment des composés phytochimiques, comme les flavonoïdes et les polyphénols, qui aident à combattre le stress oxydatif et à prévenir les maladies chroniques. Cette habitude permet enfin de réduire le gaspillage alimentaire en utilisant l'ensemble du fruit ou du légume, tout en maximisant les apports nutritionnels.

Cependant, certaines précautions sont nécessaires. Les peaux de fruits et légumes non biologiques peuvent contenir des résidus de pesticides. Il est donc essentiel de les laver soigneusement à l'eau claire pour réduire cette exposition. En outre, pour certaines personnes, notamment celles souffrant de troubles digestifs comme le syndrome de l'intestin irritable, les peaux de certains aliments, telles que celles des pommes ou des tomates, peuvent être difficiles à digérer. Enfin, certaines peaux, comme celles des pommes de terre ayant verdi, contiennent des toxines naturelles, comme la solanine, qui doivent être éliminées.

En résumé, consommer la peau des fruits et légumes constitue une pratique bénéfique pour maximiser leurs bienfaits nutritionnels. Pour en tirer le meilleur parti, il est préférable de privilégier des produits biologiques ou locaux, tout en s'assurant qu'ils sont bien lavés et exempts de parties potentiellement toxiques.

Les protéines ne sont pas exclues !

Les protéines sont indispensables pour renouveler nos tissus, construire nos muscles et nos os, pour assurer une bonne croissance, renforcer nos défenses immunitaires, etc. Notre organisme ne rassemble pas moins de dix mille types de protéines différentes ! Leur apport dépend de notre âge, de notre dépense physique et de notre santé.

En Occident, la consommation de protéines, en particulier d'origine animale, est souvent excessive par rapport aux besoins nutritionnels recommandés. Les études montrent que de nombreuses personnes consomment bien au-delà des apports journaliers recommandés (AJR) en protéines.

En France, l'Agence nationale de sécurité sanitaire de l'alimentation, de l'environnement et du travail (ANSES) les situe autour de 0,8 g par kg de poids corporel/jour pour un adulte moyen, dont deux tiers d'origine végétale.
Dans les faits, en France, selon l'Institut national de recherche pour l'agriculture, l'alimentation et l'environnement (INRAE), la consommation moyenne de protéines en France est de 1,4 g de protéines/kg de poids corporel/jour, dont environ deux tiers sont d'origine animale. Cette surconsommation est principalement liée à la forte présence de protéines animales (viandes rouges, volailles, produits laitiers) dans les régimes alimentaires occidentaux. En moyenne, les Occidentaux consomment environ 100 à 120 g de protéines par jour, soit bien plus que les besoins réels pour une grande partie de la population, en particulier chez les personnes sédentaires.
Or, un apport excessif en protéines animales est associé à certains risques pour la santé. Il peut contribuer à des problèmes comme les maladies cardiovasculaires, en raison des graisses saturées et du cholestérol souvent associés à ces aliments, ainsi

qu'à des troubles rénaux chez les personnes prédisposées, en raison de la charge accrue sur les reins pour éliminer les déchets azotés. De plus, un régime riche en protéines animales est souvent pauvre en fibres et en nutriments présents dans les aliments d'origine végétale, ce qui peut déséquilibrer le microbiote intestinal et augmenter le risque de maladies chroniques.
En revanche, **les protéines d'origine végétale**, bien que sous-consommées en Occident, offrent une alternative plus équilibrée. Elles apportent des fibres, des antioxydants et des acides gras sains, tout en étant moins associées aux risques de maladies chroniques.
Pour une alimentation saine, il est recommandé de respecter les besoins individuels en protéines et de diversifier leurs sources, en privilégiant les protéines végétales comme les légumineuses, le tofu, les noix et les graines, tout en limitant la consommation de protéines animales, en particulier de viande rouge et transformée. Cela permet de mieux aligner la consommation sur les recommandations, tout en réduisant les risques pour la santé.

De nombreuses études sur les rongeurs montrent qu'**une restriction protéique peut prolonger la durée de vie et améliorer la santé métabolique**. Cet effet semble être lié à une réduction de l'activité de voies métaboliques spécifiques, comme celle de la signalisation mTOR (nous y reviendrons), qui est impliquée dans le vieillissement et les maladies liées à l'âge.
Chez certains organismes, la restriction en acides aminés spécifiques, comme la méthionine, a également été associée à une augmentation de la longévité[3].
Chez l'homme, selon M. E. Levine, un apport élevé en protéines animales chez les adultes d'âge moyen était associé à une mortalité accrue, tandis que chez les personnes âgées, des apports protéiques plus élevés pouvaient être bénéfiques pour prévenir la sarcopénie (perte de masse musculaire)[4].

3. Luigi Fontana, Linda Partridge *et al.*, Extending healthy life span - from yeast to humans, *Science*, 2010. https://pubmed.ncbi.nlm.nih.gov/20395504/
4. Morgan E. Levine, Jorge A. Suarez *et al.*, Low protein intake is associated with a major reduction in IGF-1, cancer, and overall mortality in the 65 and younger but not older population, *Cell Metabolism*, 2014. https://pubmed.ncbi.nlm.nih.gov/24606898/.

Ce qu'il faut retenir

Pour faire simple, 1 g de protéines par kg de poids de corps par jour est une bonne dose pour maintenir votre masse musculaire.

Si vous pesez 60 kg, vous devez donc manger 60 g de protéines par jour – davantage si vous êtes très sportif ou une femme enceinte ou allaitante. Mais attention, 100 g de poulet n'équivalent pas à 100 g de protéines, mais à 20-25 g de protéines.

Il ne s'agit pas de vous livrer à chaque repas au calcul des protéines que vous allez ingérer, mais d'avoir une idée de leur nombre dans les différentes familles d'aliments.

Voici un exemple de répartition de 82 g de protéines sur une journée :

→ **Petit déjeuner**

- Un bol de flocons d'avoine (50 g) + boisson végétale de soja (200 ml) →: 12 g de protéines
- Une poignée d'amandes (30 g) →: 6 g de protéines
- Un fruit frais (ex. : une banane) →: 1 g de protéines

Total petit déjeuner : 19 g de protéines

→ **Déjeuner**

- 150 g de filet de poulet grillé :→ 32 g de protéines
- 100 g de quinoa cuit :→ 4 g de protéines
- 200 g de légumes cuits (brocolis, carottes) →: 3 g de protéines
- Un filet d'huile d'olive et des herbes (sans protéines, mais pour l'assaisonnement)

Total déjeuner : 39 g de protéines

→ **Collation**

- Un yaourt nature (125 g) :→ 5 g de protéines
- Une poignée de noix (30 g) :→ 4 g de protéines

Total collation : 9 g de protéines

→ **Dîner**

- Une portion de lentilles cuites (100 g) :→ 8 g de protéines
- 100 g de patates douces :→ 2 g de protéines
- 150 g de légumes cuits (épinards, courgettes) →: 2 g de protéines
- Une tranche de pain complet (30 g) :→ 3 g de protéines

Total dîner : 15 g de protéines

Total de la journée : 82 g de protéines

PROTÉINES ANIMALES OU VÉGÉTALES : QUELLES DIFFÉRENCES ET COMMENT LES INTÉGRER ?

Les protéines se trouvent aussi bien dans les produits d'origine animale, tels que les viandes, poissons, œufs et produits laitiers, que dans des aliments d'origine végétale comme les légumineuses, les céréales complètes et les oléagineux. Les protéines animales sont souvent considérées comme complètes, car elles contiennent l'ensemble des acides aminés essentiels dans les proportions nécessaires au corps humain. En revanche, les protéines végétales, bien qu'elles puissent être déficientes en un ou plusieurs acides aminés essentiels, offrent des avantages supplémentaires : elles sont associées à des fibres, des vitamines, des minéraux et des composés antioxydants bénéfiques pour la santé.

Pour bénéficier des atouts des deux types de protéines, il est recommandé d'alterner entre sources animales et végétales. Si vous êtes végétarien ou végétalien, il est tout à fait possible d'obtenir des protéines complètes en combinant différentes sources végétales au cours de la journée. Par exemple, associer des céréales (riz, semoule, blé complet) avec des légumineuses (lentilles, pois chiches, haricots rouges) permet de compléter les profils d'acides aminés.

En revanche, il est important de rester vigilant face aux produits végétaux ultra-transformés imitant les aliments carnés, comme certains steaks végétaux ou nuggets vegan. Ces produits peuvent contenir des additifs, des huiles de qualité médiocre ou d'autres ingrédients peu nutritifs. Comme le dit l'adage anglais, *vegan junk is still junk* : une alimentation ultra-transformée, même végétarienne, reste une alimentation ultra-transformée. Pour une meilleure santé, privilégiez des sources de protéines végétales brutes et peu transformées, comme les lentilles, les pois chiches, les noix ou le tofu nature.

Adopter une approche équilibrée et informée vous permettra de tirer le meilleur parti des protéines, qu'elles soient animales ou végétales, tout en respectant vos préférences alimentaires.

Le plein de fibres

Les fibres alimentaires jouent un rôle crucial dans le maintien d'une bonne santé. Bien qu'elles ne soient pas digestibles par le corps humain, elles apportent de nombreux bénéfices. Sur le plan digestif, elles régulent le transit intestinal.

Les fibres sont également bénéfiques pour la santé cardiovasculaire. Les fibres solubles, présentes dans l'avoine, les légumineuses et les fruits, forment un gel dans l'intestin qui réduit l'absorption du cholestérol LDL, souvent appelé « mauvais cholestérol ». Elles contribuent également à réguler la pression artérielle, réduisant ainsi les risques de maladies cardiaques.

Dans la gestion de la glycémie, les fibres solubles ralentissent l'absorption des glucides, aidant à stabiliser les niveaux de sucre dans le sang et réduisant les pics glycémiques après les repas, ce qui est particulièrement bénéfique pour les personnes atteintes de diabète de type 2. Par ailleurs, elles jouent un rôle dans le contrôle du poids grâce à leur effet satiétogène, qui limite les excès alimentaires en augmentant la sensation de satiété.

Les fibres sont aussi associées à une réduction du risque de certains cancers, notamment colorectaux. Elles favorisent un bon transit intestinal, limitant le temps de contact entre les substances potentiellement cancérigènes et la muqueuse intestinale. De plus, elles nourrissent les bactéries bénéfiques du microbiote intestinal, jouant un rôle prébiotique qui améliore la santé globale du système digestif, renforce l'immunité et réduit l'inflammation.

Enfin, les fibres contribuent à une meilleure gestion des déchets et des toxines en accélérant leur passage dans le système digestif. Elles sont également associées à une diminution du risque de maladies chroniques, comme le diabète de type 2, les maladies cardiovasculaires et l'obésité.

Pour profiter pleinement de ces bienfaits, il est recommandé de consommer entre 25 et 35 g de fibres par jour, en variant les sources alimentaires comme les fruits, légumes, céréales complètes, légumineuses, noix et graines. Une augmentation progressive de l'apport en fibres, accompagnée d'une bonne hydratation, est conseillée pour éviter les inconforts digestifs.

Alors, un bon conseil : mettez plus de légumes, de fruits, de céréales complètes et de graines dans vos assiettes !

Voici quelques exemples d'aliments riches en fibres :

- **Les fruits** (consommez-les si possible entiers et avec la peau quand elle est comestible) : bananes, pommes, poires, framboises, figues, nectarines… Idéalement, deux par jour.
- **Les légumes** (consommez-les si possible avec la peau) : artichauts, épinards, haricots verts, brocolis, chou-fleur… Idéalement trois à quatre portions par jour. Consommez-les cuits pour une digestion plus facile.
- **Les légumineuses** : lentilles, fèves, pois chiches, haricots blancs… Elles apportent aussi des protéines.
- **Les fruits à coque** : amandes, pistaches, cacahuètes, noix, noisettes… Ils sont parfaits pour vos collations ou à ajouter dans vos salades.
- **Les produits céréaliers complets** (bien plus riches en fibres que leurs homologues raffinés comme le riz blanc ou la farine blanche par exemple) : avoine, seigle, quinoa, riz, blé, pain complet…

DIX ALIMENTS PARTICULIÈREMENT RICHES EN FIBRES

Voici une liste d'aliments classés de manière décroissante, qui peuvent facilement être intégrés à une alimentation équilibrée :

1. **Son de blé** : environ 42 g de fibres pour 100 g. C'est l'un des aliments les plus concentrés en fibres insolubles.
2. **Graines de chia** : environ 34 g de fibres pour 100 g. Elles contiennent aussi des oméga-3 et des antioxydants.
3. **Graines de lin** : environ 27 g de fibres pour 100 g. Idéales pour la santé digestive et riches en acides gras oméga-3.
4. **Amandes** : environ 12,5 g de fibres pour 100 g. Elles apportent des protéines, des graisses saines et de la vitamine E.
5. **Lentilles** : environ 7,9 g de fibres pour 100 g cuites. Elles sont également une excellente source de protéines végétales.
6. **Pois chiches** : environ 7,6 g de fibres pour 100 g cuits. Ils sont riches en protéines et polyvalents en cuisine.
7. **Avocats** : environ 6,7 g de fibres pour 100 g. En plus des fibres, ils fournissent des graisses saines pour le cœur.
8. **Framboises** : environ 6,5 g de fibres pour 100 g. Elles sont également riches en antioxydants.
9. **Haricots rouges** : environ 6,4 g de fibres pour 100 g cuits. Ils ont aussi une bonne teneur en fer et en antioxydants.
10. **Artichauts** : environ 5,4 g de fibres pour 100 g cuits. Ils ont également des bienfaits pour le foie et la digestion.

Les légumineuses

Une publication scientifique de 2004, fondée sur l'étude *Food Habits in Later Life* (FHILL), analyse les habitudes alimentaires de personnes âgées issues de diverses cultures (Japon, Grèce, Australie, Suède). Elle montre que **la consommation de légumineuses est associée de manière significative et cohérente à une réduction du risque de mortalité**. En particulier, chaque augmentation quotidienne de 20 g de légumineuses (soit moins d'une portion) est liée à une diminution de 8 % du risque de décès[5]. Les résultats restent constants, indépendamment de l'ethnicité, du lieu de vie ou des autres facteurs alimentaires. Les légumineuses sont identifiées comme l'unique groupe alimentaire avec un tel effet protecteur uniforme à travers les cultures, qu'il s'agisse de soja et de miso au Japon, de lentilles et pois chiches en Méditerranée ou de haricots en Suède.

L'étude souligne ainsi le rôle central des légumineuses dans les régimes alimentaires des populations à la longévité exceptionnelle, suggérant leur intégration comme un pilier essentiel pour améliorer la santé et prolonger la durée de vie.

Véritables trésors nutritionnels, les légumineuses jouent un rôle clé dans la longévité. Riches en protéines végétales, en fibres, en vitamines et en minéraux essentiels, elles offrent un profil nutritionnel qui soutient la santé métabolique, réduit les inflammations et stabilise le taux de sucre dans le sang. Ces qualités en font un aliment de base dans de nombreuses cultures connues pour leur exceptionnelle longévité, comme celles des *Blue Zones* – Okinawa, la Sardaigne ou Nicoya. Les études confirment que **leur consommation régulière est associée à une diminution du risque de maladies chroniques comme les maladies cardiovasculaires, le diabète de type 2 et certains cancers**[6].

Au-delà de leurs bienfaits physiques, les légumineuses favorisent également une meilleure satiété et un équilibre alimentaire durable, rendant plus facile l'adoption d'un régime sain à long terme. Incorporer des pois chiches, des lentilles ou des haricots dans son alimentation quotidienne, c'est non seulement nourrir son corps, mais aussi investir dans des années de vie supplémentaires, pleines de vitalité.

5. Irene Darmadi-Blackberry, Mark L. Wahlqvist *et al.*, Legumes: The most important dietary predictor of survival in older people of different ethnicities, *Asia Pac. J. Clin. Nutr.*, 2004. https://pubmed.ncbi.nlm.nih.gov/15228991/.
6. David J. A. Jenkins, Cyril W. C. Kendall *et al.*, Effect of a low-glycemic index or a high-cereal fiber diet on type 2 diabetes: A randomized trial, *JAMA*, 2008. https://pubmed.ncbi.nlm.nih.gov/19088352/.

Le pain : l'aliment de base ?

Le pain est, en France, une base emblématique de notre alimentation, tout comme le riz l'est en Asie ou le maïs en Amérique latine. Cependant, notre traditionnelle baguette est majoritairement fabriquée à partir de farine de blé blanche, une céréale raffinée dont le processus de transformation élimine une grande partie des fibres, vitamines et minéraux. Ce type de pain, avec son index glycémique élevé, peut entraîner des pics de glycémie lorsqu'il est consommé en excès, ce qui peut favoriser la prise de poids et augmenter le risque de maladies métaboliques comme le diabète de type 2.

Pour une option plus nutritive, il est préférable de choisir du pain complet ou semi-complet, du pain de seigle ou encore du pain au levain. Ces variétés contiennent davantage de fibres, de micronutriments et ont un effet moins marqué sur la glycémie grâce à un index glycémique plus bas. Le pain au levain, en particulier, grâce à son processus de fermentation, est plus digeste et peut même améliorer l'absorption de certains minéraux. En revanche, il est conseillé de limiter la consommation de pain de mie industriel, souvent enrichi en additifs, sucres ajoutés et agents blanchissants, qui le rendent moins intéressant sur le plan nutritionnel.

Il est intéressant de noter que, dans certaines régions du monde, comme Okinawa au Japon, où l'espérance de vie est exceptionnellement élevée, les aliments de base diffèrent considérablement. À Okinawa, les habitants consomment moins de riz que dans d'autres régions d'Asie, leur alimentation est fortement centrée sur la patate douce violette (*beni imo*), qui représente 70 % de leur ration calorique. Cet aliment présente un index glycémique relativement bas, est riche en fibres et contient une grande quantité d'antioxydants, notamment des anthocyanines qui contribuent à la prévention des maladies chroniques et au vieillissement en bonne santé.

La pyramide alimentaire

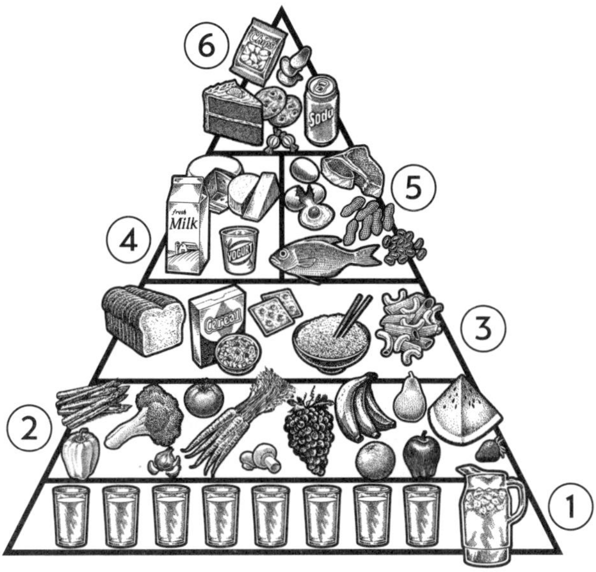

(1) Eau, tisanes, infusions... : à volonté
(2) Légumes et fruits : au moins 5/jour
(3) Féculents, légumineuses : à chaque repas
(4) Lait, fromage, yaourt : 2 fois/jour
(5) Viande, poisson ou œuf : 1 portion/jour
(6) Matières grasses, sucre, produits salés et sucrés : à limiter

Des produits peu transformés

Comment savoir, quand vous faites vos courses, si ce que vous achetez est transformé ? C'est simple : **plus il y a d'ingrédients sur l'étiquette, plus l'aliment est transformé** et donc moins vous savez ce que vous mangez et plus il est probable que l'aliment en question contient des substances nocives.

Pour vous y retrouver, des universitaires ont mis au point **la classification NOVA**, en réponse aux grandes marques et au marketing incitant toujours plus à manger des produits ultra-transformés, bien plus rentables économiquement, mais délétères pour notre santé (diabète de type 2, obésité...). Elle répartit les aliments en **quatre groupes** en fonction du degré de transformation des matières qui les composent :

1. **Aliments peu transformés ou non transformés** (viandes et poissons frais, œufs, lait pasteurisé, yaourts nature, café, épices, fruits frais, céréales, champignons, légumes, tubercules, noix, graines).
2. **Ingrédients culinaires** (sucre, huiles végétales, beurre, soupes, vinaigre, lait de noix de coco, amidons, sirop d'érable, miel).
3. **Aliments transformés** (aliments constitués d'un ou deux ingrédients auxquels on a ajouté du sucre, du sel, de l'huile, par exemple le cidre et le vin).
4. **Aliments ultra-transformés** (aliments réalisés à partir d'au moins cinq ingrédients recombinés avec des additifs, riches en sucres, sel et matières grasses ajoutées et rendus attrayants : sodas, snacks, biscuits, plats préparés, faux poisson, pâtes à tartiner, confiseries…).

Vous pouvez aussi vous appuyer sur des aides directement sur l'emballage comme **le Nutri-Score** qui note les produits de A, vert foncé, pour les plus favorables sur le plan nutritionnel à E, orange foncé, pour les moins favorables. Ou encore grâce à **des applications gratuites téléchargeables comme Yuka ou Open Food Facts** qui vous permettent, en scannant le code-barres avec l'appareil photo de votre téléphone, d'accéder aux informations nutritionnelles du produit pour comparer et faire les bons choix.

LES LIMITES DES ÉTUDES SCIENTIFIQUES EN NUTRITION

Les études scientifiques sur la nutrition répondent généralement à des questions très spécifiques. Par exemple, une étude peut conclure qu'une consommation excessive d'acides gras saturés est associée à un risque accru de maladies cardiovasculaires et de diabète. Cette observation pousse logiquement à conseiller de limiter les aliments transformés riches en acides gras saturés pour vivre plus longtemps. Mais cette déduction, aussi intuitive soit-elle, repose sur une extrapolation intellectuelle plus que sur une rigueur scientifique absolue.

Prenons un autre exemple : une étude peut se concentrer uniquement sur les bienfaits du poivron rouge, sans analyser le poivron vert. Peut-on alors affirmer que tous les poivrons auront les mêmes effets ? Pas forcément. La diversité des aliments, des populations étudiées et des interactions entre les nutriments complexifie encore davantage les conclusions possibles.

Le véritable défi des études en nutrition réside dans leur portée limitée. On ne peut pas tester toutes les combinaisons alimentaires possibles ni prendre en compte l'intégralité des paramètres influençant la santé et la longévité. C'est là que les frontières de la science se heurtent à la complexité d'un domaine aussi vaste que la nutrition.

Les études fournissent des fragments de vérité, mais elles ne constituent qu'une pièce du puzzle. Une vision globale nécessite de combiner ces éléments avec discernement, tout en restant conscient de leurs limites.

LES PRODUITS « SANS... », C'EST MIEUX ?

Les produits affichant fièrement des étiquettes « sans » – sans gluten, sans sucre, sans graisse, etc. – séduisent par leur promesse d'une alimentation plus saine. Mais attention aux illusions marketing ! Derrière cette image *healthy* soigneusement construite se cache souvent une réalité bien moins reluisante : l'industrie agroalimentaire sait jouer avec nos perceptions pour nous faire croire qu'un produit transformé est à la fois essentiel et bénéfique pour notre santé.

Un exemple frappant ? Les produits « sans graisse ». À première vue, l'absence de graisse semble être un atout santé indéniable. Mais que trouve-t-on à la place ? Du sucre, souvent en grande quantité, pour compenser la saveur et la texture. Résultat : un produit apparemment « sain » peut s'avérer bien moins équilibré qu'une version classique.

C'est là tout le paradoxe de ces aliments dits « santé » : bien qu'ils soient estampillés comme meilleurs pour vous, ils restent des produits ultra-transformés. Et dans l'univers de la nutrition, « ultra-transformé » rime rarement avec « bénéfique pour la santé ».

Moralité : méfions-nous des slogans et lisons entre les lignes. Parfois, le produit « avec » est tout simplement meilleur : pour le goût comme pour votre bien-être.

Une alimentation bonne pour le microbiote

Depuis quelques années maintenant, nous connaissons l'importance d'avoir un microbiote en bonne santé[7].
Le microbiote est un écosystème clé pour notre santé. Il est un ensemble de plusieurs centaines de millions de milliards de micro-organismes, principalement des bactéries, qui cohabitent dans notre tube digestif.

Cet écosystème complexe joue un rôle central dans le maintien de notre santé.

Cependant, lorsqu'il est altéré – par exemple en cas de perméabilité intestinale, après un traitement antibiotique ou en raison d'une alimentation déséquilibrée –, un déséquilibre peut survenir. Ce déséquilibre, appelé dysbiose, peut entraîner une inflammation chronique de bas grade. Cette inflammation silencieuse, mais persistante, est associée à de nombreuses pathologies, notamment des maladies chroniques comme le diabète de type 2, les maladies cardiovasculaires et même certains cancers. **Elle est également impliquée dans le vieillissement accéléré, connu sous le terme d'*inflamm'aging*.**

7. Nobuhiko Kamada, Sang-Uk Seo *et al.*, Role of the gut microbiota in immunity and inflammatory disease, *Nature Reviews Immunology*, 2013. https://pubmed.ncbi.nlm.nih.gov/23618829/. June L. Round, Sarkis K. Mazmanian, The gut microbiota shapes intestinal immune responses during health and disease. *Nat Rev Immunol.*, 2009. https://pubmed.ncbi.nlm.nih.gov/19343057/.

Les découvertes récentes mettent également en lumière le rôle crucial des fibres alimentaires. Longtemps reconnues pour leur effet bénéfique sur le transit intestinal, elles sont désormais célébrées pour leur capacité à nourrir et sélectionner les bactéries bénéfiques du microbiote. Ces fibres prébiotiques favorisent la production de composés anti-inflammatoires, comme le butyrate, qui protègent les cellules du côlon et réduisent le risque de cancer colorectal.

Mais les fonctions du microbiote ne s'arrêtent pas là. Il est également impliqué dans la régulation de notre santé mentale. Un microbiote sain contribue à une meilleure production de neurotransmetteurs, comme la sérotonine, favorisant ainsi la bonne humeur et réduisant les risques de dépression. À l'inverse, un microbiote déséquilibré est associé à des troubles de l'humeur, à l'obésité, et même à certaines maladies neurodégénératives comme Alzheimer.
En somme, préserver la santé de notre microbiote, par une alimentation riche en fibres, variée et équilibrée, est une clé essentielle pour prévenir de nombreuses maladies et améliorer notre bien-être global. Cet écosystème microscopique n'est pas simplement un passager dans notre corps : c'est un véritable allié pour notre santé et notre longévité.

En chouchoutant notre microbiote, nous améliorons notre santé. Alors, faisons pencher la balance du bon côté !

- **Misez sur les probiotiques et les produits fermentés** : ils ont des bénéfices sur le microbiote. Les probiotiques (*Lactobacillus* et *Bifidobacterium* pour les plus connus) sont des micro-organismes vivants, ou bactéries, qui renforcent le microbiote intestinal et l'immunité. Yaourts, kéfirs, mais aussi kombucha, choucroute, miso, soja fermenté, chou fermenté – comme le kimchi, une spécialité coréenne – vont avoir un rôle sur le microbiote, et donc sur notre santé, en limitant l'inflammation chronique. Néanmoins, il y a fermentation et fermentation : les cornichons, par exemple, sont saumurés et, à ce titre, très salés.

- **Essayez d'avoir une alimentation variée**, de manger davantage de fruits, de légumes, de fibres, de prébiotiques (la nourriture des probiotiques : oignon, ail, banane, avoine, haricots, asperges...).
- **Réduisez l'alimentation ultra-sucrée, ultra-transformée**.

LES LÉGUMES CRUCIFÈRES : DES ALLIÉS POUR VOTRE MICROBIOTE

Les légumes crucifères, comme le brocoli, le chou, le chou-fleur ou encore les choux de Bruxelles, ne sont pas seulement riches en vitamines et minéraux, ils jouent un rôle clé dans le maintien d'un microbiote intestinal en bonne santé. Grâce à leur teneur élevée en fibres et en composés bioactifs, comme les glucosinolates, ils nourrissent les bonnes bactéries de notre intestin et favorisent la production de métabolites protecteurs, tels que les acides gras à chaîne courte. Ces métabolites renforcent la barrière intestinale, réduisent l'inflammation de bas grade et contribuent à prévenir des maladies chroniques comme le cancer colorectal ou les troubles métaboliques. De plus, les crucifères sont impliquées dans l'équilibre immunitaire, modulant positivement les interactions entre le microbiote et le système immunitaire.

Ajouter des crucifères à votre assiette, c'est donc offrir un véritable festin à votre microbiote tout en renforçant votre santé globale. Alors, pourquoi s'en priver ?

Plus de glucides, moins de sucre ?

Les glucides sont le principal carburant de notre corps, fournissant près de la moitié de notre énergie quotidienne.

> Le cerveau, à lui seul, consomme entre 20 et 30 % de ces glucides, soulignant leur importance dans notre alimentation.

Mais attention : tous les glucides ne se valent pas, et leur excès, particulièrement sous forme de sucres simples, peut avoir des conséquences néfastes sur la santé. Il s'agit donc de maîtriser ce carburant.
La glycémie, c'est-à-dire le taux de sucre dans le sang, fluctue en fonction de ce que nous mangeons. Lorsque nous consommons des aliments riches en sucres rapides (comme les pâtisseries, les sodas ou le pain blanc), la glycémie grimpe rapidement, provoquant **des pics glycémiques**. Ces variations brusques peuvent entraîner une surproduction d'insuline, une fatigue, des fringales et, à long terme, des risques de prise de poids, de diabète de type 2 ou d'autres maladies métaboliques.

Les deux visages des glucides

Les glucides complexes

Présents dans les aliments naturels comme les céréales complètes, les légumineuses, les fruits et légumes riches en amidon, ils sont constitués de longues chaînes de glucose. Leur digestion lente assure une libération progressive d'énergie, ce qui stabilise la glycémie et évite les fringales. En bonus, ces aliments apportent des fibres, essentielles pour la satiété, la digestion et la santé du microbiote intestinal.

Les sucres simples

Trouvés dans les produits transformés comme les pâtisseries, les sodas ou les sauces industrielles, ces glucides rapides se digèrent et s'absorbent presque immédiatement. Résultat ? Des pics de glycémie suivis de chutes brutales, ce qui entraîne fatigue, envie de grignoter et, à long terme, des déséquilibres métaboliques. Consommés en excès, ces sucres simples sont stockés sous forme de graisse, favorisant l'obésité, la résistance à l'insuline, le diabète de type 2 et des troubles comme le foie gras non alcoolique.

Le piège des sucres cachés

Un des problèmes majeurs est que nous consommons souvent des sucres simples sans même en avoir conscience. Ces « sucres cachés » se glissent dans des aliments insoupçonnés : yaourts aromatisés, céréales du petit déjeuner, plats préparés, boissons… Cet excès passe souvent inaperçu, mais ses effets sont bien réels : fatigue chronique, prise de poids, inflammation silencieuse et risque accru de maladies graves.
Adoptez les bons réflexes :

- Favorisez les glucides complexes, issus d'aliments bruts et riches en fibres.
- Lisez les étiquettes pour traquer les sucres ajoutés (sirop de maïs, sirop d'érable, glucose, fructose, dextrose, maltose…).
- Réduisez les produits transformés au profit d'aliments simples et non industriels.
- Arrêtez les boissons sucrées.
- Consommez des fibres (dans les céréales complètes, les légumes…) pour réguler le taux de sucre dans le sang (la glycémie).

Du bon gras

Les lipides (acides gras) sont **notre deuxième source d'énergie** : comme les sucres, les graisses alimentaires sont indispensables à notre organisme, mais à consommer avec modération et surtout bien choisies !

Huile ou beurre ? Choisissez le bon camp !

Saviez-vous que l'huile d'olive, reine du bassin méditerranéen, est un élixir de jouvence ? L'huile d'olive est quasiment une huile miracle, puisqu'elle contient un profil lipidique très intéressant : **beaucoup d'acides gras insaturés et des antioxydants**. En Sardaigne, la zone bleue qui concentre le plus de centenaires hommes – pour les femmes, c'est à Okinawa –, l'huile d'olive est

la source de lipides la plus prégnante, avec les noix. En France, on observe une différence marquée entre les régions du Nord et du Sud : dans le Sud où l'huile d'olive est légion, les pathologies cardiaques sont moindres que dans le Nord où la cuisine se fait à base de beurre et de crème et où l'on compte beaucoup plus d'AVC, d'hypertension, de maladies cardiaques…
Pour autant, malgré toutes ses qualités, pensez à varier les apports lipidiques pour la cuisson et l'assaisonnement en gardant l'huile d'olive comme huile de base.

- Ajoutez d'autres huiles intéressantes, comme **l'huile de noix, l'huile de colza, l'huile de noisette, l'huile d'avocat, l'huile de lin, l'huile d'avocat**…
- En revanche, évitez les huiles qu'on retrouve dans l'alimentation ultra-transformée qui ont des profils lipidiques riches en acides gras saturés, comme l'huile de palme.
- **L'huile de coco** peut être consommée occasionnellement et avec modération, notamment pour sa stabilité à la cuisson. Cependant, elle ne devrait pas être utilisée comme principale source de graisses dans votre alimentation. L'American Heart Association (AHA) déconseille une consommation régulière et importante d'huile de coco en raison de sa teneur élevée en graisses saturées. Bien qu'elle soit souvent présentée comme un superaliment, les études scientifiques ne confirment pas de bénéfices majeurs sur la santé par rapport à d'autres huiles végétales, comme l'huile d'olive ou l'huile de colza, qui ont des profils lipidiques plus favorables[8].
- **L'huile de tournesol** représente un choix à évaluer avec soin. Elle est largement utilisée, notamment en raison de sa disponibilité (grâce à sa culture importante en France) et de son faible coût. Ce prix attractif explique pourquoi elle est fréquemment utilisée dans

8. Kay-Tee Khaw, Robert A. Carey *et al.*, Randomised trial of coconut oil, olive oil or butter on blood lipids and other cardiovascular risk factors in healthy men and women, *BMJ Open*, 2018. https://bmjopen.bmj.com/content/8/3/e020167.

les produits industriels, comme les biscuits ou les sardines en conserve. Cependant, son profil lipidique est moins favorable à la santé. Si elle est riche en vitamine E, elle contient une proportion très élevée d'oméga-6 (acide linoléique) et est pauvre en oméga-3. Or, un excès d'oméga-6 dans l'alimentation, par rapport aux oméga-3, peut favoriser l'inflammation et déséquilibrer le métabolisme lipidique. C'est pourquoi il est préférable de la consommer avec modération.

COMMENT CHOISIR LA MEILLEURE HUILE D'OLIVE POUR VOTRE SANTÉ ?

Pour profiter pleinement des bienfaits de l'huile d'olive, il est essentiel de bien la choisir. Voici les critères à privilégier :

1. **Privilégiez l'huile d'olive extra-vierge.** Elle est obtenue par pression à froid, sans utilisation de chaleur ni de produits chimiques. Elle est la plus riche en polyphénols, des antioxydants puissants qui protègent contre l'inflammation et les maladies cardiovasculaires.

2. **Vérifiez l'acidité.** Une huile d'olive de qualité extra-vierge doit avoir une acidité inférieure à 0,8 %. Plus l'acidité est faible, meilleure est la qualité de l'huile. Certaines huiles d'olive de qualité extra-vierge indiquent leur taux d'acidité directement sur l'étiquette. Recherchez des mentions comme « Acidité : 0,3 % » ou « Acidité inférieure à 0,8 % ».

3. **Optez pour une origine certifiée.** Privilégiez une huile d'olive avec une appellation d'origine protégée (AOP) ou indication géographique protégée (IGP). Ces labels garantissent un processus de production contrôlé et une qualité supérieure.

4. **Privilégiez des variétés riches en polyphénols.** Certaines variétés d'olives, comme la Koroneiki (Grèce) ou la Picual (Espagne), sont naturellement plus riches en polyphénols. Ces composés renforcent ses propriétés anti-inflammatoires et protectrices pour la santé.

5. **Préférez les bouteilles opaques.** L'huile d'olive est sensible à la lumière, qui peut altérer ses nutriments. Optez pour une bouteille en verre foncé ou métallique, et conservez-la dans un endroit frais et à l'abri de la lumière.

6. **Recherchez une date de récolte récente.** Plus l'huile est fraîche, plus ses composés bénéfiques sont préservés. Essayez de choisir une huile d'olive produite lors de la dernière récolte (mentionnée sur l'étiquette).

7. **Évitez les mélanges d'huiles.** Certaines huiles d'olive bon marché contiennent des mélanges avec d'autres huiles ou proviennent de multiples pays sans contrôle de qualité. Une huile d'origine unique garantit souvent une meilleure qualité.

En somme, une huile d'olive extra-vierge, issue d'une production contrôlée et consommée fraîche, est votre meilleure alliée pour profiter de ses bienfaits sur la santé, notamment ses effets anti-inflammatoires, antioxydants et protecteurs du système cardiovasculaire.

Moins d'acides gras saturés et encore moins d'acides gras trans

Les graisses insaturées, souvent appelées « bon gras », sont vos alliées pour la santé cardiovasculaire. On les trouve principalement dans l'huile d'olive, les noix, les graines, l'avocat et les poissons gras. Elles aident à réduire le mauvais cholestérol (LDL), augmentent le bon cholestérol (HDL) et diminuent le risque d'inflammation.
En revanche...

- Limitez les graisses saturées que l'on retrouve en grande quantité dans les viandes rouges, les fromages, le beurre, la crème, les viennoiseries, l'huile de coco et l'huile de palme. Bien que les graisses saturées ne soient pas aussi nocives qu'on le pensait autrefois, consommées en excès dans un régime déséquilibré, elles peuvent augmenter le cholestérol LDL, facteur de risque pour les maladies cardiovasculaires.

- Réduisez au maximum les acides gras trans. Ces graisses artificielles, issues de l'hydrogénation partielle (un procédé qui solidifie les matières grasses pour prolonger leur conservation), sont particulièrement nocives. Elles augmentent considérablement le risque de maladies cardiovasculaires en élevant le cholestérol LDL et en abaissant le HDL.

Attention à la mention « matières grasses partiellement hydrogénées » sur les étiquettes ! Ces graisses se cachent dans de nombreux produits transformés : plats préparés, biscuits et pâtisseries industriels, pâte à tartiner, pâte à tarte, quiches, barres de céréales ou pizzas.

Éviter ces produits ultra-transformés est une étape clé pour protéger votre cœur.

Dans certaines régions comme le Costa Rica, en particulier la péninsule de Nicoya, célèbre pour ses nombreux centenaires grâce à un mode de vie actif et une alimentation traditionnelle à base de légumes, de haricots noirs et de maïs, les habitudes alimentaires évoluent. Avec l'arrivée des aliments ultra-transformés et des chaînes de restauration rapide, on observe une augmentation des maladies chroniques, comme l'obésité et le diabète…

Plus d'oméga-3 !

Les oméga-3 sont des acides gras poly-insaturés essentiels, indispensables au bon fonctionnement de l'organisme. On les trouve dans les graines (chia, lin, chanvre), les oléagineux (noix), certains légumes (comme le chou ou la mâche), et surtout dans les poissons gras. Cependant, dans les régimes occidentaux, nous consommons souvent trop d'oméga-6, présents dans de nombreuses huiles végétales (tournesol, maïs), par rapport aux oméga-3, ce qui peut déséquilibrer les mécanismes inflammatoires du corps.

Pour rétablir un bon équilibre, privilégiez des sources riches en oméga-3. Ajoutez des graines ou des noix à vos repas, et consommez des petits poissons gras et bleus comme les harengs, maquereaux ou sardines, au moins deux à trois fois par semaine. Ces poissons, en plus de vous fournir des oméga-3 à longue chaîne (EPA et DHA), sont peu coûteux, riches en protéines et moins exposés aux métaux lourds que les gros poissons comme le saumon ou le thon. Pour profiter pleinement des bienfaits des oméga-3, **optez pour des poissons en conserve au naturel ou dans l'huile d'olive**, et intégrez-les régulièrement à une alimentation variée et équilibrée.

Des superaliments

Appelés « *superfood* », ces aliments se distinguent par leur densité nutritionnelle exceptionnelle. Ils sont **riches en antioxydants, vitamines, minéraux et autres composés bénéfiques pour la santé**, en particulier la santé cognitive et cardiovasculaire. Les antioxydants, présents en grande quantité dans ces aliments, jouent un rôle clé en neutralisant les radicaux libres. Ces molécules instables, produites en excès par des agressions externes (UV, pollution, tabac, alcool) ou internes (métabolisme, stress), peuvent engendrer un stress oxydatif, responsable du vieillissement cellulaire et de certaines maladies chroniques.

On trouve ces précieux antioxydants principalement dans les fruits et légumes, notamment ceux aux couleurs vives et variées. Les pigments naturels qu'ils contiennent (caroténoïdes, flavonoïdes, anthocyanines) sont des indicateurs de leur richesse en nutriments protecteurs. D'où l'expression popularisée par des nutritionnistes américains : « *Eat the rainbow* » (« Mangez l'arc-en-ciel »), qui encourage à consommer des aliments colorés pour bénéficier d'un éventail diversifié de bienfaits pour la santé.

Mélangez les couleurs pour une santé optimale

Chaque couleur de fruit et légume est associée à des composés bioactifs spécifiques, bénéfiques pour diverses fonctions de l'organisme. Voici un guide des principales couleurs et de leurs bienfaits :

- **Blanc.** Les légumes blancs, comme l'ail, l'oignon et le poireau, sont riches en composés soufrés (allicine) et en flavonoïdes spécifiques. Ces composés peuvent aider à réduire la pression artérielle, améliorer la santé cardiovasculaire et avoir des propriétés antimicrobiennes. Ils peuvent également jouer un rôle dans la prévention du diabète.
- **Bleu-violet.** Les aliments de cette couleur, comme la myrtille et la patate douce violette, contiennent des anthocyanines, des flavonoïdes et, dans certains cas, des catéchines. Ces composés sont associés à la protection des fonctions cognitives, comme la mémoire, et à la réduction du stress oxydatif. Ils apportent également des vitamines C et E, qui renforcent le système immunitaire.
- **Vert.** Les légumes verts, comme l'épinard, le brocoli, l'asperge et la blette, sont riches en lutéine et zéaxanthine, deux caroténoïdes essentiels pour la santé des yeux et des fonctions cognitives. Ils contiennent également des glucosinolates, qui peuvent avoir des effets protecteurs contre certains cancers.
- **Jaune.** Les fruits et légumes jaunes, comme le citron, l'ananas, la banane, le poivron jaune et le maïs, sont riches en flavonoïdes et parfois en caroténoïdes (comme la lutéine). Ces composés soutiennent la santé cardiovasculaire en améliorant la circulation sanguine et en réduisant l'inflammation.
- **Orange.** Les aliments orange, comme la carotte, la courge, la mangue, la patate douce et le curcuma, sont riches en bêta-carotène (un caroténoïde). Ce précurseur de la vitamine A est essentiel pour la vision, le système immunitaire et la santé reproductive. Le curcuma contient également de la curcumine, un puissant antioxydant aux propriétés anti-inflammatoires.

- **Rouge-rose.** Les fruits rouges et roses, comme la fraise, la cerise, la framboise, la grenade, la canneberge et la baie de goji, sont riches en anthocyanines et lycopène (dans le cas de la tomate). Ces composés sont reconnus pour leurs propriétés protectrices contre les maladies cardiovasculaires, certains cancers et le diabète, grâce à leur action antioxydante et anti-inflammatoire.

Les superaliments sont souvent présentés dans des desserts tendance comme l'açaï bowl – une baie qui vient d'Amazonie et qui ressemble à une myrtille. Ils sont jolis et bons pour la santé, et vous tirerez tous leurs bénéfices si vous ajoutez ces superaliments régulièrement et sur le long terme à vos préparations. Ça tombe bien, souvent ultra-colorés, ils sont champions pour rendre ultra-appétissant n'importe quel plat !
Sans être une base alimentaire, les superaliments sont un vrai bonus pour enrichir nutritionnellement vos assiettes. Alors, ne vous en privez pas !

DIX ALIMENTS *SUPERFOOD*

1. **Myrtilles** (baies). Riches en antioxydants (anthocyanines), elles aident à réduire le stress oxydatif et à protéger la santé cardiovasculaire et cognitive.
2. **Épinards** (légumes verts). Une excellente source de fer, de magnésium et de vitamines A, C et K, bons pour la santé osseuse, les muscles et le système immunitaire.
3. **Noix** (oléagineux). Chargées en oméga-3, elles soutiennent la santé cardiovasculaire et réduisent l'inflammation.
4. **Quinoa** (pseudo-céréales). Une source de protéines complètes, riches en fibres et en minéraux comme le magnésium, idéale pour l'énergie et la satiété.
5. **Saumon sauvage** (poisson gras). Riche en oméga-3 DHA et EPA, essentiels pour la santé cérébrale, cardiovasculaire et la réduction de l'inflammation.
6. **Curcuma** (épices). Contient de la curcumine, un puissant anti-inflammatoire et antioxydant, bénéfique pour les articulations et la santé générale.

7. **Kéfir** (aliment fermenté). Riche en probiotiques, il améliore la santé intestinale, soutient le microbiote et renforce l'immunité.
8. **Grenade** (fruit tropical). Bourrée de polyphénols (punicalagines) et de vitamine C, elle contribue à la santé cardiovasculaire et lutte contre l'inflammation.
9. **Spiruline** (algues). Une source exceptionnelle de protéines, de fer et d'antioxydants, souvent utilisée pour soutenir l'énergie et l'immunité.
10. **Patate douce** (légumes racines). Riche en bêta-carotène (précurseur de la vitamine A), excellente pour la santé des yeux, le système immunitaire et la peau.

En intégrant ces aliments qui proviennent de familles diverses (baies, légumes verts, oléagineux, poissons gras, épices, aliments fermentés, etc.), vous apportez des bienfaits variés pour votre santé globale.

EN MODE SOLO ? PAS FORCÉMENT

Certaines études suggèrent que leur activité antioxydante pourrait être réduite lorsqu'elles sont consommées avec des produits laitiers. Cette interaction s'expliquerait par les protéines des produits laitiers, qui peuvent lier les polyphénols des baies, diminuant leur biodisponibilité[9]. Cela dit, ces résultats ne remettent pas en question les bienfaits globaux des baies ou des produits laitiers lorsqu'ils sont consommés ensemble. Les baies restent une excellente source de nutriments et contribuent à une alimentation équilibrée, même associées à un yaourt ou du lait. Si vous souhaitez maximiser leur potentiel antioxydant, vous pouvez les consommer seules ou avec d'autres aliments non protéiques, mais cette recommandation n'est pas indispensable pour bénéficier de leurs bienfaits.

9. Mauro Serafini, Maria Francesca Testa *et al.*, Antioxidant activity of blueberry fruit is impaired by association with milk, *Free Radic Biol Med.*, 2009. https://pubmed.ncbi.nlm.nih.gov/19135520/.

Des antioxydants à savourer

Outre les fruits et légumes, des sources inattendues d'antioxydants se trouvent dans le café, le cacao, le raisin, les herbes, les épices, les fruits à coque et les graines.

Le café

Le café est riche en acides chlorogéniques, diterpènes et mélanoïdines, des composés qui possèdent **des propriétés antioxydantes et anti-inflammatoires**. Une méta-analyse publiée dans le *New England Journal of Medicine* (2012) a montré qu'une consommation modérée de café (3 à 5 tasses par jour) est associée à une diminution du risque de mortalité toutes causes confondues[10]. Les principaux bénéfices ont été observés pour les maladies cardiovasculaires, respiratoires, les AVC, le diabète de type 2, et certaines infections.

Pour maximiser ses bienfaits, préférez-le noir et sans sucre, car certaines recherches indiquent que le lait pourrait réduire la biodisponibilité de ses antioxydants.

TOUS LES CAFÉS NE SE VALENT PAS

C'est connu, c'est dans les vieux pots qu'on fait souvent les meilleures recettes, et cela pourrait bien s'appliquer aux cafetières à filtre.

Le café filtre est souvent considéré comme une méthode qui maximise l'extraction des antioxydants, notamment les acides chlorogéniques. En effet, l'infusion lente avec de l'eau chaude permet de libérer ces composés bénéfiques. Comparé à un espresso, qui

10. Neal D. Freedman, Yikyung Park *et al.*, Association of coffee drinking with total and cause-specific mortality, *N. Engl. J. Med.*, 2012. https://pubmed.ncbi.nlm.nih.gov/22591295/.

est extrait rapidement sous pression, le café filtre peut contenir une teneur légèrement plus élevée en certains antioxydants, bien que les deux méthodes soient riches en composés bioactifs.

Et **la cafetière moka italienne** ? Elle utilise de la vapeur d'eau sous pression pour extraire les arômes du café, produisant une boisson riche et concentrée, proche de l'espresso, mais avec un profil aromatique unique. Si vous aimez un café corsé et aromatique, cette méthode peut être une excellente option.

Les dosettes de café sont pratiques et contiennent une quantité standardisée de café, riche en antioxydants et caféine, offrant ainsi certains bienfaits pour la santé. Cependant, elles peuvent contenir des diterpènes (cafestol et kahweol), présents dans le café non filtré, qui peuvent augmenter légèrement le cholestérol LDL si consommées en excès. Le risque de migration chimique lié aux capsules en aluminium ou en plastique est généralement faible, mais reste un point de vigilance. Pour limiter les risques, privilégiez une consommation modérée (2 ou 3 dosettes par jour), des marques de qualité et, si nécessaire, alternez avec du café filtre, qui élimine les diterpènes. Les capsules biodégradables ou recyclables sont également un choix plus responsable pour réduire l'impact environnemental.

Le choix de la méthode dépend avant tout de vos préférences gustatives et de la qualité des grains, car un bon café commence toujours par de bons ingrédients.

Le cacao

Le cacao est une autre mine d'antioxydants, notamment des flavonoïdes (catéchines, épicatéchines) et des tocophérols. Ces composés contribuent à réduire les risques de maladies cardiovasculaires, à améliorer la circulation sanguine et à protéger contre les troubles neurodégénératifs.

- **Pour profiter pleinement de ses bienfaits, privilégiez le cacao pur, sans sucre ajouté.** Des recherches[11] ont également montré que les flavonoïdes du cacao pourraient avoir des effets positifs sur la peau, comme une meilleure élasticité et une réduction de l'inflammation.
- **Lorsque vous consommez du chocolat, optez pour des tablettes contenant au moins 80 % de cacao.** Le goût intense de ces chocolats riches en flavonoïdes vous incitera à savourer lentement, favorisant une consommation modérée.

D'autres sources d'antioxydants

Le raisin et donc le vin rouge (et blanc dans une moindre mesure) possèdent, eux aussi, une bonne teneur en polyphénols. À consommer avec modération, bien sûr !

Les herbes aromatiques et les épices, riches en antioxydants et composés bioactifs, sont de véritables alliées pour diversifier et enrichir votre alimentation. Le curcuma, grâce à sa curcumine, est reconnu pour ses puissantes propriétés anti-inflammatoires et antioxydantes. Associez-le au poivre noir, qui contient de la pipérine, pour améliorer l'absorption de la curcumine et maximiser ses bienfaits. Pour une efficacité optimale, combinez également le curcuma avec une source de lipides, comme de l'huile d'olive.

Alterner les herbes et les épices dans vos plats est une excellente habitude pour profiter de leurs nombreux bénéfices et rehausser vos préparations culinaires.

11. Sang Gyu Lee, Ngoc Ha Nguyen *et al.*, The Role of Cacao Powder in Enhancing Skin Moisture and Reducing Wrinkles: A 12-Week Clinical Trial and In Vitro Study, *Curr. Issues Mol. Biol.*, 2024. https://doi.org/10.3390/cimb46110746.

Voici quelques exemples de leurs bienfaits :

- **Herbes aromatiques**
  - Thym : riche en flavonoïdes et en thymol, il a de puissantes propriétés antioxydantes et antimicrobiennes.
  - Romarin : contient de l'acide rosmarinique, un antioxydant qui protège les cellules contre le stress oxydatif.
  - Persil : source de vitamine C, de bêta-carotène et de flavonoïdes.
  - Basilic : contient des composés phénoliques, comme l'eugénol, aux propriétés antioxydantes.
- **Épices**
  - Curcuma : riche en curcumine, un antioxydant et anti-inflammatoire puissant.
  - Cannelle : contient des polyphénols qui neutralisent les radicaux libres.
  - Gingembre : riche en gingérols et en shogaols, aux propriétés antioxydantes.
  - Clou de girofle : exceptionnellement riche en antioxydants comme l'eugénol.
  - Safran : contient de la crocine et du safranal, deux puissants antioxydants.

Impossible de tous les citer !

Les fruits à coque, comme les amandes, noix de Grenoble, noix de cajou, noisettes et noix de pécan, sont des aliments nutritifs souvent consommés dans les zones bleues, connues pour leur longévité exceptionnelle. Riches en antioxydants, en acides gras insaturés (mono- et polyinsaturés) et en nutriments variés, ils contribuent à la santé cardiovasculaire et au contrôle du diabète de type 2.
Chaque type de fruit à coque offre des bienfaits spécifiques : les noix de Grenoble sont une excellente source d'oméga-3, les

amandes apportent de la vitamine E et les noix de cajou fournissent du magnésium.

Pour maximiser leurs bienfaits, privilégiez-les crues ou rôties à sec, sans sel ni ajout d'huile.

Une consommation modérée (environ 30 g par jour, soit une petite poignée) est idéale pour profiter de leurs bienfaits sans excès calorique. Variez les types pour bénéficier d'un éventail complet de nutriments et intégrer ces snacks sains dans une alimentation équilibrée.

Enfin, mettez **des graines** dans vos plats ! Riches en fibres, protéines, antioxydants et bonnes graisses, elles ajoutent aussi de la texture aux aliments et ont chacune leurs vertus.

→ **Graines**

- **Les graines de chia** sont riches en fibres et oméga.
- **Les graines de tournesol** (non salées) protègent le système immunitaire.
- **Les graines de chanvre** sont riches en oméga, fibres et phytostérols.
- **Les graines de courge** sont riches en bons gras dont les oméga-6.
- **Les graines de lin** sont riches en fibres et régulent la glycémie...

De l'eau, du thé : *what else?*

L'eau

L'eau est indispensable au bon fonctionnement de l'organisme : elle régule la température corporelle, transporte les nutriments et élimine les déchets. Bien que l'eau soit la boisson la plus importante, d'autres liquides comme le thé, le café ou les soupes contribuent aussi à l'apport hydrique quotidien.

Inutile de boire de grandes quantités d'eau à la fois : il est préférable de s'hydrater régulièrement tout au long de la journée. Avec l'âge, la sensation de soif diminue, exposant les personnes âgées à un risque accru de déshydratation. Cela justifie de boire de petites quantités régulièrement, même en l'absence de soif, pour maintenir un bon équilibre hydrique.

Si l'eau vous ennuie, que vous trouvez qu'elle n'a pas trop de goût, faites-la infuser !

Le thé

Le thé vert, riche en antioxydants comme les catéchines et l'EGCG (notamment dans le thé matcha), est souvent plus concentré en ces composés que le thé noir, en raison de son faible niveau d'oxydation. Sa teneur en antioxydants dépend toutefois de nombreux facteurs, tels que le terroir, la conservation des feuilles et la durée et température d'infusion. Ces composés sont associés à des effets bénéfiques pour la santé, notamment un léger effet sur la dépense calorique, un soutien à la santé cardiovasculaire, une amélioration modérée de la glycémie et un potentiel rôle protecteur contre certaines maladies, bien que les preuves sur le cancer restent limitées.
Le thé et le café, bons pour la santé lorsqu'ils sont consommés avec modération, peuvent devenir délétères en cas d'excès (au-delà de 5-6 tasses par jour) en raison de leur teneur en caféine. De plus, il est essentiel de ne pas consommer ces boissons brûlantes (> 60 °C), car cela augmente le risque de cancers des voies aérodigestives supérieures, comme l'a indiqué l'OMS.

Pour le thé, préférez une eau entre 70 et 80 °C pour préserver ses propriétés tout en optimisant son infusion.

L'alcool : un verre, ça va, deux verres, bonjour les dégâts ?

L'alcool illustre bien les limites des études sur la santé. Par exemple, il est scientifiquement prouvé qu'une consommation régulière, même d'un verre d'alcool par jour, augmente le risque de cancers (bouche, œsophage, sein, foie, côlon). Cependant, certaines observations, comme celles faites dans les zones bleues (Ikaria, Sardaigne), montrent que leurs habitants, qui consomment parfois un verre de vin rouge avec modération, vivent plus longtemps. Cela s'explique davantage par un mode de vie global : alimentation riche en végétaux, activité physique et liens sociaux forts, plutôt que par le vin seul.

Le vin rouge contient des polyphénols, comme le resvératrol, connus pour leurs propriétés antioxydantes, mais leurs quantités dans le vin sont trop faibles pour expliquer des bénéfices notables. Ces composés peuvent être obtenus de manière plus saine *via* des aliments non alcoolisés (fruits rouges, raisins, noix).

Enfin, bien que le « *French paradox* » ait suggéré dans les années 1970 que le vin pourrait protéger contre les maladies cardiovasculaires, cette hypothèse a été remise en question par des études plus récentes. Elles montrent que d'autres facteurs, comme l'alimentation méditerranéenne et un mode de vie équilibré, sont les vrais contributeurs à une meilleure santé et longévité.

En conclusion, pour limiter les risques, l'alcool doit être consommé avec grande modération, voire évité.

Bien choisir vos boissons végétales

Toutes les boissons végétales ne se valent pas, et leur composition peut varier considérablement d'une marque à l'autre. Bien qu'elles soient souvent perçues comme des alternatives plus saines au lait de vache, certaines peuvent contenir des sucres ajoutés ou des additifs inutiles.

Prenez le temps de lire les étiquettes. Les versions non sucrées sont à privilégier, pour éviter les apports caloriques supplémentaires liés aux sucres.

Par exemple, certaines boissons d'amande contiennent des stabilisants et parfois des sucres ajoutés, ce qui peut réduire leur intérêt nutritionnel. En revanche, les boissons de soja non sucrées se composent souvent principalement de fèves de soja et d'eau, avec une teneur en protéines généralement plus élevée que les autres boissons végétales.
Rappelez-vous que toutes les boissons végétales sont des produits transformés. Pour faire un choix éclairé, cherchez celles qui contiennent peu d'ingrédients, pas de sucres ajoutés, et qui sont enrichies en calcium et vitamines D ou B12 si elles remplacent le lait dans votre alimentation.

Le frais, c'est top, les conserves et surgelés aussi !

Manger varié n'est pas toujours simple au quotidien, en particulier à la saison froide où les fruits et légumes sont peu nombreux.
Les fruits et légumes surgelés sont une excellente alternative, surtout en hiver lorsque les produits frais sont plus rares. Surgelés rapidement après leur récolte, ils conservent une grande partie de leurs vitamines et antioxydants, souvent plus que des légumes frais qui auraient traîné plusieurs jours au réfrigérateur.
Les légumineuses sont un atout nutritionnel incontournable. Riches en protéines végétales, en fibres, en vitamines (comme les B) et minéraux (comme le fer et le magnésium), tout en ayant

un faible index glycémique, elles sont un pilier de nombreuses cuisines traditionnelles et jouent un rôle clé dans les zones bleues, où elles sont associées à une meilleure longévité. Grâce aux versions en conserve, il est aujourd'hui facile de les intégrer à vos repas sans avoir à anticiper le trempage ou la cuisson longue. Rincez-les simplement pour réduire le sel ajouté et combinez-les à des céréales complètes, comme dans les plats traditionnels indiens (dhal de lentilles et riz) ou d'Amérique latine (riz et haricots).

En plus de leur densité nutritionnelle, elles sont économiques, ce qui en fait un choix idéal pour allier santé et budget !

Les recommandations pour la consommation de légumineuses varient légèrement selon les organisations de santé, mais en général, les nutritionnistes et scientifiques suggèrent d'en consommer deux à trois portions par semaine. Une portion correspond à 150 à 200 g de légumineuses cuites, comme des lentilles, des pois chiches, des haricots rouges ou des fèves.
Intégrer ces aliments régulièrement dans l'alimentation contribue à une meilleure santé cardiovasculaire, au contrôle du poids et à la prévention de maladies chroniques comme le diabète. Convaincu ?

LES LÉGUMINEUSES, SANS LES INCONFORTS DIGESTIFS !

Certaines personnes préfèrent éviter les légumineuses par crainte de ressentir des gaz, des ballonnements ou d'autres inconforts digestifs. Ces symptômes sont causés par les fibres et les oligosaccharides qu'elles contiennent, qui sont fermentés par le microbiote intestinal. Cependant, des études montrent qu'une consommation régulière de légumineuses peut entraîner une adaptation progressive du microbiote intestinal. En consommant ces aliments 3 ou 4 fois par semaine sur plusieurs semaines, le microbiote s'habitue, et les symptômes digestifs diminuent généralement ou disparaissent[12].

Pour faciliter cette transition, il est conseillé de commencer par de petites quantités, de bien cuire les légumineuses, et éventuellement de les rincer ou de les tremper avant cuisson pour réduire leur teneur en composés fermentescibles. Avec un peu de patience, vous pourrez profiter pleinement de leurs bienfaits nutritionnels sans inconfort !

Les essentiels à avoir toujours chez vous pour une santé optimale

Pour bien manger sans prise de tête, voici une liste d'aliments incontournables à avoir dans vos placards, votre réfrigérateur et votre congélateur. Ils vous permettront de préparer des repas équilibrés et nourrissants à tout moment, tout en prenant soin de votre santé et de votre longévité.

Au rayon frais

- **Fruits et légumes de saison :** Pour un apport quotidien en fibres, vitamines et antioxydants, privilégiez des produits frais et locaux.
- **Viandes maigres et volailles :** Source de protéines essentielles, en quantité raisonnable.
- **Poissons frais :** Préférez les poissons gras riches en oméga-3 comme le maquereau, le saumon ou la sardine.

Dans vos conserves

- **Légumineuses prêtes à l'emploi :** Pois chiches, lentilles, haricots rouges, haricots blancs, fèves… Ces légumineuses

12. Donna M. Winham, Andrea M. Hutchins, Perceptions of flatulence from bean consumption among adults in 3 feeding studies, *Nutrition Journal*, 2011. https://pmc.ncbi.nlm.nih.gov/articles/PMC3228670/.

riches en protéines végétales, fibres, sont idéales pour des repas rapides et nutritifs sans passer par l'étape du trempage.
- **Petits poissons gras :** Sardines, maquereaux, harengs, en conserve au naturel ou dans l'huile d'olive, pour un apport en protéines, en oméga-3 et en calcium (si consommés avec leurs arêtes).

Dans votre congélateur

- **Fruits surgelés :** Les myrtilles, particulièrement riches en antioxydants, sont un must. Ajoutez-les à vos smoothies, yaourts ou desserts pour une touche de vitalité.
- **Légumes surgelés :** Brocolis, épinards, haricots verts... Ils vous permettent de composer un repas équilibré en un rien de temps, tout en conservant leurs nutriments grâce à la surgélation rapide.

Avec ces aliments toujours à portée de main, vous pourrez cuisiner facilement des plats variés et sains qui soutiennent votre énergie et votre bien-être. La santé et la longévité commencent par des choix simples et accessibles au quotidien !

Du bon usage des cuissons

Saviez-vous que cuire les pâtes *al dente* permet de réduire leur index glycémique (IG) par rapport à une cuisson prolongée ? Et que si vous laissez vos pâtes et votre riz refroidir avant de les consommer, puis que vous les réchauffez, leur IG diminue encore davantage ? Cela s'explique par la formation d'amidon résistant, un type d'amidon moins digestible, qui ralentit l'absorption des glucides et limite les pics de glycémie. Mais pourquoi vouloir réduire l'index glycémique ?

Un régime riche en aliments à IG élevé, comme les produits ultra-transformés, provoque des pics fréquents d'hyperglycémie, qui favorisent l'inflammation et le vieillissement prématuré *via* un phénomène appelé « glycation ». La glycation est une réaction chimique entre un sucre et une protéine (ou un lipide), entraînant la formation d'AGEs (*Advanced Glycation End-products*). Ces molécules, lorsqu'elles s'accumulent, endommagent les tissus et accélèrent le vieillissement cutané, tout en contribuant à des maladies chroniques comme le diabète, l'artériosclérose ou l'insuffisance rénale.

Les AGEs ne se forment pas seulement lors de pics de glycémie. Ils sont également présents dans les aliments cuits à haute température (grillés, frits, rôtis) à travers un processus chimique appelé « réaction de Maillard ». Limiter les cuissons à très haute température peut réduire l'apport alimentaire en AGEs.

Enfin, des facteurs environnementaux comme le stress oxydatif, la pollution et une exposition excessive au soleil augmentent indirectement la formation d'AGEs en favorisant les processus inflammatoires.

> Ce qu'il faut retenir
>
> **Plus on consomme des aliments riches en sucres ou à index glycémique élevé, plus on augmente la glycémie, et plus le phénomène de glycation produit des composés toxiques pour notre organisme, appelés AGEs. Ces molécules s'accumulent dans les tissus et accélèrent le vieillissement cellulaire, tout en augmentant le risque de maladies chroniques.**
>
> **Plus on cuit les aliments à haute température (grillés, frits, rôtis), plus la réaction de Maillard génère des AGEs exogènes, qui peuvent s'ajouter à ceux produits dans le corps. Pour limiter ces composés, privilégiez des méthodes de cuisson douce, comme la vapeur, le mijotage ou la cuisson à basse température.**

Pour des cuissons plus saines

Voici quelques conseils à avoir en tête – sans tous les appliquer forcément !

- **Réduisez la durée et la température de la cuisson** autant que possible (idéalement en dessous de 120 °C), tout en veillant à une cuisson complète pour éviter les risques microbiologiques. Par exemple, cuire un poisson au four à 180 °C reste un choix nettement plus sain qu'un fast-food.
- **Évitez les parties noires ou carbonisées des aliments :** les grillades et barbecues doivent être consommés avec modération, car le contact direct avec la flamme produit des composés cancérogènes. Si vous appréciez le goût barbecue, utilisez des herbes et épices pour relever vos plats.
- **Limitez les produits transformés** comme les charcuteries et poissons fumés, riches en nitrites et additifs.
- **Réduisez les apports en sucres simples et en aliments très transformés**, comme les chips, les fritures ou les céréales soufflées, qui favorisent les pics glycémiques et le vieillissement cellulaire.
- **Optez pour des cuissons douces :** vapeur, mijotage, cuisson au bain-marie ou en papillote avec du papier cuisson (évitez l'aluminium, qui peut libérer des particules toxiques à haute température). Évitez autant que possible la fonction gril de votre four.
- **Mangez des aliments crus si vous les tolérez bien :** ils conservent leurs fibres et une grande partie de leurs antioxydants. Cependant, rappelez-vous que certains nutriments, comme les caroténoïdes des carottes ou des tomates, sont mieux absorbés après une cuisson douce.

Avec ces habitudes simples, vous pourrez profiter de repas plus sains, riches en nutriments, tout en minimisant l'exposition aux composés indésirables issus de cuissons à haute température.

LE POIVRON, CRU ET CUIT !

Le poivron, ce légume coloré et savoureux, est une véritable mine d'antioxydants, mais saviez-vous que sa teneur en nutriments varie selon qu'il est consommé cru ou cuit ?

Cru, le poivron est particulièrement riche en vitamine C, un puissant antioxydant qui soutient le système immunitaire et lutte contre le stress oxydatif. Cependant, cette vitamine est sensible à la chaleur et diminue lors de la cuisson.

En revanche, cuire le poivron, surtout à feu doux, libère d'autres antioxydants comme les caroténoïdes, mieux assimilés par l'organisme une fois chauffés. Ces composés jouent un rôle clé dans la protection des cellules et la santé de la peau.

Ce qu'il faut retenir ? Alternez les poivrons crus pour leur fraîcheur et leur vitamine C, et les poivrons cuits pour bénéficier de leurs caroténoïdes. Une variété de préparations garantit que vous profitez pleinement de leurs bienfaits nutritionnels tout en diversifiant vos plats.

Les bienfaits des aliments crus et cuits

Aliment	Bienfaits crus	Bienfaits cuits
Tomate	Riche en vitamine C, antioxydante et idéale pour les salades.	Libération du lycopène, un puissant antioxydant bénéfique pour le cœur.
Épinard	Contient beaucoup de vitamine C et d'acide folique, parfait pour les smoothies ou salades.	Meilleure absorption du fer et du calcium, réduction du volume pour une plus grande consommation.
Carotte	Excellente source de fibres et de vitamine C, parfaite pour un en-cas croquant.	Augmentation de la biodisponibilité du bêta-carotène, bénéfique pour les yeux et la peau.

Aliment	Bienfaits crus	Bienfaits cuits
Brocoli	Contient des glucosinolates qui se transforment en sulforaphane, utile pour la prévention des cancers.	Meilleure absorption des caroténoïdes et du calcium. Cuisson rapide à la vapeur recommandée.
Ail	Contient de l'allicine, un composé sulfuré antimicrobien et cardioprotecteur.	Développe des ajoènes, bénéfiques pour la santé cardiovasculaire.
Courgette	Bonne source de vitamine C et hydratante, idéale pour les salades.	Libération de lutéines, antioxydants bénéfiques pour la santé oculaire.

Bien choisir son matériel de cuisson

L'aluminium est un métal léger présent dans notre environnement, notamment dans les ustensiles de cuisine. Des études suggèrent que, consommé de manière chronique à fortes doses, il pourrait présenter une neurotoxicité. Toutefois, le lien direct entre l'aluminium alimentaire et des maladies comme Alzheimer ou Parkinson reste hypothétique et débattu. Selon l'EFSA, la dose hebdomadaire tolérable est de 1 mg par kg de poids corporel. Certains consommateurs peuvent dépasser cette limite en raison de la migration d'aluminium lors de la cuisson, notamment en présence d'aliments acides ou salés. Préférez des ustensiles en acier inoxydable ou en verre pour limiter ce risque.

Quant aux revêtements antiadhésifs comme le Téflon (PTFE), ils sont très pratiques, mais ils doivent être utilisés avec précaution. Intacts, ils sont considérés comme sûrs. Cependant, lorsqu'ils sont dégradés ou soumis à des températures élevées (>260 °C), ils peuvent libérer des particules et des gaz toxiques. Les PFAS, composés chimiques parfois associés à ces produits, sont considérés comme préoccupants pour l'environnement et la santé humaine. Changez vos poêles dès qu'elles sont rayées ou abîmées, et évitez les températures excessives pour limiter tout risque.

Ce qu'il faut retenir

Bien que ces ustensiles soient utiles pour une cuisine plus saine, une utilisation prudente et le respect des recommandations d'entretien sont essentiels pour minimiser les expositions indésirables.

Les avantages et les inconvénients de chaque matériau

Matériau	Avantages	Inconvénients
Téflon (PTFE - polytétrafluoroéthylène)	Antiadhésif : empêche les aliments de coller, réduisant l'utilisation d'huile ou de graisse. Facile à nettoyer : idéal pour les préparations délicates comme les œufs ou le poisson.	Dégradation à haute température : au-delà de 260-300 °C, le Téflon peut libérer des fumées toxiques contenant des particules et des gaz irritants (fièvre polymère). Présence de PFAS : les anciens produits utilisaient le PFOA (potentiellement cancérigène), désormais interdit, mais d'autres PFAS pourraient encore poser des risques. Durabilité limitée : rayures ou dommages augmentent les risques de migration de particules dans les aliments.

Matériau	Avantages	Inconvénients
Céramique	Sans PFAS : généralement fabriquée sans substances fluorées. Revêtement naturel et non toxique : souvent exempt de produits chimiques nocifs. Antiadhésif : similaire au Téflon pour les aliments délicats.	Durabilité : moins résistant que l'inox ou la fonte. Le revêtement peut s'user rapidement, réduisant son efficacité. Sensibilité à la chaleur : peut perdre ses propriétés antiadhésives à très haute température.
Inox (acier inoxydable)	Sain et durable : ne réagit pas avec les aliments, même acides (sauf si endommagé). Sans revêtement toxique : aucun risque de migration chimique. Résistant : longue durée de vie et facile à entretenir.	Non antiadhésif : nécessite plus de matière grasse pour certaines préparations. Chaleur inégale : une mauvaise qualité d'inox peut entraîner des points chauds, favorisant les brûlures alimentaires.
Fonte	Naturelle : aucun revêtement chimique, entièrement sain. Riche en fer : peut enrichir légèrement les aliments en fer, bénéfique pour les personnes carencées. Durable : longue durée de vie, amélioration des propriétés antiadhésives avec l'usage (culottage).	Entretien nécessaire : doit être culottée pour maintenir les propriétés antiadhésives et éviter la rouille. Poids : lourde et difficile à manipuler pour certains utilisateurs.

Matériau	Avantages	Inconvénients
Aluminium avec revêtement antiadhésif	Léger et bon conducteur de chaleur : permet une cuisson rapide et uniforme. Prix abordable : alternative économique.	Risques de migration d'aluminium : si le revêtement est endommagé, l'aluminium peut migrer dans les aliments (associé à des problèmes neurologiques dans certaines études). Revêtement chimique : peut contenir des PFAS ou d'autres composés controversés selon le fabricant.
Verre	Inerte : ne réagit pas avec les aliments, même acides. Non toxique : aucun produit chimique nocif. Facile à nettoyer : transparent, il est facile de repérer les résidus.	Fragile : risque de casse en cas de chute ou de choc thermique. Pas antiadhésif : les aliments peuvent coller.
Titane	Résistant : matériau robuste, souvent associé à une longue durée de vie. Sans migration : ne réagit pas avec les aliments.	Prix élevé : généralement plus cher que les autres matériaux. Revêtements variables : certains produits contiennent un revêtement chimique, qui peut s'user.

Hara hachi bun me

Parmi les nombreuses pratiques des habitants d'Okinawa, cette petite île japonaise connue pour ses centenaires, se trouve le principe ancestral du *hara hachi bun me*, qui signifie littéralement : « manger jusqu'à être rassasié à 80 % ». Hérité

du confucianisme, **ce principe encourage une alimentation modérée, en privilégiant la satiété sans excès**. L'objectif : manger jusqu'à ne plus avoir faim, mais sans atteindre la sensation de « trop-plein ».
Les Okinawais consomment historiquement moins de calories que dans les régimes occidentaux (environ 2 000 kCal par jour), tout en maintenant une alimentation riche en nutriments grâce à des aliments comme les patates douces, les légumes, le poisson et les algues. Ce mode de vie, combiné à une activité physique régulière, de solides liens sociaux et une attitude positive, contribue à prévenir les maladies chroniques comme les maladies cardiovasculaires, le diabète et l'hypertension.
Appliquer ce principe en France peut sembler difficile, notamment avec nos repas souvent conviviaux, généreux et terminés par une note sucrée. Pourtant, pratiquer la modération alimentaire, en adaptant les portions ou en prenant le temps d'écouter ses signaux de satiété, peut être une démarche bénéfique pour la santé, sans renoncer aux plaisirs de la table.

Comment manger raisonnablement et éviter le coup de barre après un repas copieux ?

- **Prenez votre temps.** Mangez lentement, assis, dans un environnement calme et sans distraction (comme les écrans). Mastiquez bien chaque bouchée et essayez de savourer pleinement vos aliments. Cela favorise la digestion et permet de mieux reconnaître vos signaux de satiété.
- **Écoutez votre corps.** Les signaux de satiété, déclenchés par des hormones régulatrices, mettent généralement 15 à 20 minutes à se manifester. Évitez donc d'expédier votre repas en quelques minutes : accordez-vous le temps de manger et de percevoir ces sensations.
- **Misez sur les fibres.** Intégrez davantage de fibres à vos repas, par exemple *via* les légumes, les légumineuses ou les céréales complètes. Elles augmentent la satiété, régulent la glycémie et sont excellentes pour votre digestion.

- **Adoptez des entrées légères.** Commencez vos repas par une soupe ou des crudités. Ces aliments, riches en eau et en fibres, augmentent le volume alimentaire tout en restant faibles en calories, ce qui peut vous aider à modérer la taille des portions des plats suivants.

Vous avez peut-être entendu parler de la règle des 80/20 : 80 % du temps, privilégiez une alimentation saine, brute et peu transformée, en prenant soin de ce que vous mettez dans votre corps, et les 20 % restants, accordez-vous des moments de plaisir avec des aliments dits « récréatifs » : pizza, chips, biscuits apéros, ou encore un dîner entre amis ou au restaurant. Ce qui rend cette approche intéressante, c'est l'absence d'aliments interdits ! Elle vous permet de trouver un équilibre durable entre une alimentation consciente et le bonheur de vous faire plaisir. Cela contribue à maintenir une relation saine avec la nourriture tout en limitant les frustrations liées à des interdictions strictes.

Toutefois, pour en tirer le meilleur parti, veillez à modérer les quantités des 20 % « plaisir » et à faire preuve de flexibilité sans excès. L'objectif est d'adopter une alimentation équilibrée qui reste compatible avec votre bien-être et votre santé à long terme.

LE POINT DE FÉLICITÉ : UN MÉLANGE ÉTUDIÉ POUR SÉDUIRE

Avez-vous remarqué que les aliments qui nous procurent souvent le plus de plaisir – comme les chips, les glaces ou les frites – sont aussi ceux qui sont les moins bons pour la santé lorsqu'ils sont consommés en excès ? Ce n'est pas un hasard : l'industrie agroalimentaire a identifié un phénomène appelé « le point de félicité » (*bliss point*), qui correspond à la combinaison optimale de sucre, de gras et parfois de sel, pour maximiser la satisfaction sensorielle. Ce mélange agit sur les circuits de récompense du cerveau, favorisant une envie accrue de consommer ces aliments.

Si cela stimule les ventes, les répercussions sur la santé, comme l'augmentation des risques d'obésité et de maladies métaboliques, sont souvent négligées. Bien que certaines entreprises commencent à ajuster leurs produits face aux préoccupations croissantes des consommateurs, la priorité reste souvent donnée à la rentabilité et à la fidélisation des clients par le plaisir gustatif.

Et le jeûne ? Prudence et perspectives

Il existe différents types de jeûnes, tous ne conviennent pas à tout le monde. Un jeûne prolongé, surtout s'il n'est pas encadré médicalement, peut entraîner des déséquilibres hormonaux, une fatigue intense, et dans des cas extrêmes, des complications graves.

Avant de vous lancer, discutez-en toujours avec votre médecin, particulièrement dans certaines conditions de santé préexistantes.

Le jeûne intermittent, aussi appelé « jeûne séquentiel », consiste à laisser **une fenêtre horaire de 12 à 16 heures sans manger**. Cette pratique, largement étudiée, semble offrir des bénéfices pour la santé métabolique, comme une amélioration de la sensibilité à l'insuline, une réduction de l'inflammation et une meilleure gestion du poids.

Chez les animaux, des études ont montré que la restriction calorique prolonge la durée de vie de nombreuses espèces, comme les rongeurs. Chez les primates, y compris les singes, les résultats sont plus nuancés : certains travaux ont observé une augmentation de la longévité, tandis que d'autres ont plutôt mis en évidence des bénéfices métaboliques et cardiovasculaires sans effet direct sur la durée de vie.

Le jeûne, en particulier le jeûne intermittent, suscite un intérêt croissant pour ses bénéfices potentiels sur la santé. Des études montrent qu'il peut améliorer la sensibilité à l'insuline, favoriser une meilleure régulation de la glycémie et activer des processus cellulaires comme l'autophagie, qui permettent de recycler les composants cellulaires endommagés. Ces mécanismes pourraient contribuer à ralentir certains processus de vieillissement, bien que les preuves directes chez l'humain soient encore limitées.

La restriction calorique et le jeûne intermittent ont également montré des effets prometteurs dans la gestion de certaines maladies métaboliques, et même comme adjuvants dans les traitements contre certains cancers. En effet, les cellules cancéreuses, qui consomment beaucoup de glucose, pourraient être affaiblies par des périodes de jeûne. Cependant, ces pratiques doivent être strictement encadrées, car elles peuvent être dangereuses, notamment en cas de traitement lourd ou de sous-nutrition.

Le jeûne intermittent, comme le modèle 16/8 (16 heures de jeûne et 8 heures pour s'alimenter), est l'une des pratiques les plus étudiées. Des études suggèrent que cesser de manger en fin d'après-midi (par exemple, à 16 heures) et reprendre le lendemain matin est particulièrement bénéfique pour respecter les rythmes biologiques naturels. Cependant, ces bienfaits peuvent varier selon les individus, et des effets secondaires initiaux (fatigue, irritabilité) sont fréquents avant que l'organisme ne s'adapte.

Enfin, au-delà des bénéfices métaboliques, **de nombreuses personnes rapportent une sensation de clarté mentale et d'énergie accrue pendant le jeûne**. Ces effets pourraient être liés à l'utilisation des corps cétoniques comme source d'énergie par le cerveau. Comme toujours, toute pratique de jeûne doit être adaptée à votre situation individuelle et, en cas de doute ou de condition médicale, réalisée sous supervision médicale.

Les avantages et les inconvénients du jeûne intermittent 16/8

Avantages	Inconvénients
Efficace pour réduire le poids corporel, l'indice de masse corporelle (IMC) et le tour de taille. Une étude[13] a montré que cette méthode améliore également les niveaux de glucose sanguin et de triglycérides chez les participants en surpoids ou obèses atteints de prédiabète.	Carences nutritionnelles potentielles[14].
Réduit le risque de maladies cardiovasculaires en abaissant la glycémie, en améliorant la sensibilité à l'insuline et en réduisant les lipides sanguins et la pression artérielle[15].	Risque d'hypoglycémie pour les patients diabétiques ou sous traitement à l'insuline pendant les périodes de jeûne[16].
Diminue les marqueurs inflammatoires et le stress oxydatif tout en modifiant favorablement le microbiote intestinal, ce qui réduit les risques cardiométaboliques[17].	Populations spécifiques à risque : les femmes enceintes, les adolescents, les personnes âgées ou celles souffrant de troubles alimentaires doivent éviter le jeûne sans supervision médicale[18].

13. Sek Ying Chair, Hua Cai *et al.*, Intermittent Fasting in Weight Loss and Cardiometabolic Risk Reduction: A Randomized Controlled Trial, *J. Nurs. Res.*, 2022. https://pubmed.ncbi.nlm.nih.gov/35050952/.
14. Rümeysa Gerboga, Cansu Bekar, Effects of Intermittent Fasting on Weight Loss and Cardiometabolic Health, *Current Perspectives on Health Sciences*, 2023. L'article met en garde contre les déficiences en nutriments (vitamines, minéraux, protéines) si l'alimentation est mal équilibrée lors de la période de consommation.
15. Bartosz Malinowski, Klaudia Zalewska *et al.*, Intermittent Fasting in Cardiovascular Disorders: An Overview, *Nutrients*, 2019. https://pubmed.ncbi.nlm.nih.gov/30897855/.
16. *Ibid.*
17. Yi Guo, Shiyun Luo *et al.*, Intermittent Fasting Improves Cardiometabolic Risk Factors and Alters Gut Microbiota in Metabolic Syndrome Patients, J. Clin. Endocrinol. Metab., 2021. https://pubmed.ncbi.nlm.nih.gov/33017844/
18. Rümeysa Gerboga, Cansu Bekar, Effects of Intermittent Fasting on Weight Loss and Cardiometabolic Health, *Current Perspectives on Health Sciences*, 2023.

Avantages	Inconvénients
Amélioration de la santé cognitive et de la longévité. Le jeûne favorise la production de cétones, qui améliorent la santé cérébrale et augmentent les défenses métaboliques et contre le stress oxydatif[19].	Effets secondaires initiaux : certains participants rapportent une fatigue, une irritabilité ou des troubles de concentration lors des premières semaines d'adaptation au jeûne[20].

Ces faits scientifiques étant posés, qu'en est-il à notre échelle ? Chez une personne en bonne santé, réduire la fenêtre alimentaire, c'est-à-dire ne pas manger toute la journée, va avoir beaucoup de bénéfices.

Jeûner ne revient pas au même que sauter un repas.

Quand on saute un repas, parce qu'on n'a pas le temps de manger, qu'on s'est mal organisé, on subit ce manque, ce n'est pas une démarche volontaire de notre part. Le revers, c'est qu'ensuite on risque de manger un peu n'importe quoi, quand on pourra s'alimenter, pour se rattraper. **Ce n'est pas la même chose que d'avoir la démarche consciente de jeûner et le reste du temps de s'alimenter sainement.** Dans ce cas, il ne s'agit pas de sauter un repas pour maigrir, mais de laisser son organisme au repos pour le renforcer. Quand on jeûne, on ne mange plus solide, mais on s'hydrate : eau, thé, tisanes. Les soupes et bouillons, eux, ne font pas partie du jeûne puisqu'ils apportent des nutriments.

19. Françoise Wilhelmi de Toledo, Franziska Grundler *et al.*, Unravelling the Health Effects of Fasting: A Long Road from Obesity Treatment to Healthy Life Span Increase and Improved Cognition, *Ann. Med.*, 2020. https://pmc.ncbi.nlm.nih.gov/articles/PMC7877980/.
20. Rachel Leah Taft, Intermittent Fasting for Weight Loss: Pros and Cons for People With Diabetes, *AADE in Practice*, 2019. https://doi.org/10.1177/2325160319853769.

LE JEÛNE : UNE PRATIQUE ANCESTRALE TOUJOURS D'ACTUALITÉ

Bien qu'il soit très en vogue aujourd'hui, le jeûne partiel n'est en rien une nouveauté. Il puise ses racines dans de nombreuses cultures traditionnelles et pratiques religieuses. On le retrouve dans le Yom Kippour chez les juifs, le Ramadan chez les musulmans, ou encore dans le christianisme, avec des périodes comme le carême.

Cette pratique repose souvent sur des principes de modération et de recentrage, et s'accompagne parfois de conseils alimentaires simples, comme le célèbre adage : « Petit-déjeuner comme un roi, déjeuner comme un prince, et dîner comme un pauvre. » Ce dicton, empreint de sagesse populaire, rappelle l'importance d'adapter nos apports énergétiques aux besoins de la journée, où le matin exige davantage d'énergie pour démarrer en pleine forme.

Le jeûne, bien qu'ancien, continue de s'adapter à nos modes de vie modernes, prouvant qu'il peut conjuguer traditions et bienfaits pour la santé.

Outre le jeûne séquentiel, il existe d'autres types de jeûnes, certaines personnes jeûnent pendant une semaine, d'autres pendant deux jours, etc.

> Ce qu'il faut retenir
>
> **Dîner léger le soir favorise une bonne digestion et permet de ne pas stocker le sucre et les graisses non transformées en énergie immédiatement, ce qui peut créer une inflammation. Privilégiez les protéines végétales, plus faciles à digérer que les protéines animales, et les glucides qui vont favoriser l'endormissement.**
>
> **Et cessez de grignoter !**

L'excès calorique, qu'il provienne de repas trop fréquents ou d'aliments très denses en calories, est à éviter. Une alimentation modérée, axée sur des produits peu transformés, riches en végétaux et préparés maison est un dénominateur commun des populations des zones bleues. Ces régimes incluent des aliments locaux comme le quinoa, le tofu, les légumes frais, les patates douces violettes ou des plats traditionnels comme le minestrone. Ces aliments, peu transformés et à densité calorique modérée, favorisent une satiété durable sans surcharger l'apport énergétique, bien loin des aliments ultra-transformés comme les barres sucrées.

Un mot sur le soja, un aliment central en Asie, notamment à Okinawa, où les femmes sont parmi celles qui vivent le plus longtemps en bonne santé. Bien que parfois critiqué pour sa culture OGM ou son effet œstrogène-*like*, les études montrent que le soja, consommé modérément, est une excellente source de protéines végétales complètes avec un profil lipidique favorable. En plus de ses bienfaits pour la santé cardiovasculaire, il pourrait même avoir des effets protecteurs chez les femmes ménopausées. Pour profiter de ses atouts, choisissez du soja nature, idéalement biologique et non OGM.

LA NOTION D'HORMÈSE : COMMENT LE STRESS NOUS RENFORCE

L'hormèse désigne un processus biologique où une exposition à de faibles doses d'un agent stressant ou potentiellement toxique stimule des mécanismes adaptatifs bénéfiques. En réponse à ce stress, l'organisme active des processus de réparation, de régénération et de défense, renforçant ainsi sa résilience. Ce concept, souvent résumé par l'expression « Ce qui ne nous tue pas nous rend plus forts », est au cœur des recherches sur le vieillissement et la santé.

L'hormèse s'illustre dans des pratiques telles que le jeûne alimentaire, qui stimule l'autophagie et la régénération cellulaire, ou l'exposition à des températures extrêmes, comme dans les saunas ou les bains froids, qui active des protéines de choc thermique et améliore la résilience. De même, l'exercice physique, qui induit un stress musculaire, stimule des adaptations favorables, renforçant les muscles, les os et le métabolisme.

Ce phénomène est également observable dans le règne végétal. Les composés bioactifs, comme les antioxydants présents dans les fruits et légumes colorés, sont produits par les plantes en réponse à des stress environnementaux tels que la sécheresse, les variations de température ou les attaques de prédateurs. Ces composés, lorsqu'ils sont consommés, contribuent à notre santé en agissant comme antioxydants.

Cependant, les pratiques agricoles modernes, comme la culture sous serre ou l'utilisation intensive d'insecticides, réduisent les stress environnementaux des plantes, ce qui peut limiter la production de ces composés bénéfiques. Préférez des produits issus de l'agriculture biologique ou de plein champ pour maximiser l'apport en antioxydants naturels dans votre alimentation.

Des gestes simples pour manger mieux, sans se compliquer la vie

L'excès calorique, une alimentation déséquilibrée ou l'abus de produits ultra-transformés favorisent le stress oxydatif, un mécanisme clé lié à l'inflammation chronique et au vieillissement prématuré. Mais manger mieux ne signifie pas nécessairement dépenser plus d'argent : réduire la consommation de protéines animales au profit des légumineuses et des végétaux peut maintenir, voire réduire, le coût du panier alimentaire.
Contrairement aux zones bleues, où le choix par défaut est souvent sain et peu transformé, les options les plus pratiques et économiques en France restent souvent les produits ultra-transformés.
Pourtant, chez vous, vous pouvez **créer un environnement qui favorise de bons choix alimentaires** :

- Rendez **les aliments sains accessibles** et visibles :
  - Placez une coupe de fruits colorés sur la table ou sur un comptoir visible dans la cuisine.
  - Conservez vos noix, amandes et graines dans de jolis bocaux en verre, bien à portée de main.

→ Facilitez **l'hydratation** :
- Gardez une carafe d'eau fraîche sur la table ou dans le réfrigérateur, agrémentée de tranches de citron, de concombre ou de menthe pour la rendre plus attrayante.
- Évitez les sodas et boissons sucrées en les remplaçant par des options comme des thés froids faits maison ou des tisanes.

→ Optimisez **vos espaces de rangement** :
- Organisez vos placards avec des produits de base sains : légumineuses, céréales complètes, conserves de légumes, poissons en conserve à l'huile d'olive.
- Rangez les aliments ultra-transformés hors de vue, dans des endroits moins accessibles.

→ Investissez dans **des ustensiles et équipements pratiques** :
- Ayez toujours sous la main des outils simples comme une râpe, un blender ou un cuiseur vapeur pour préparer des repas maison rapidement.
- Préparez **des portions prêtes à l'emploi**, comme des légumes prédécoupés ou des légumineuses cuites, pour gagner du temps.

→ Encouragez la consommation de **produits frais** :
- Réservez un espace dans votre réfrigérateur pour les fruits et légumes de saison.
- Faites vos courses au marché local une fois par semaine pour découvrir des aliments variés et limiter les produits transformés.

→ Créez **un espace convivial** et inspirant :
- Utilisez une vaisselle attrayante pour rendre les repas plus plaisants.
- Évitez les distractions comme les écrans pendant les repas pour favoriser la pleine conscience alimentaire.

> **Ce qu'il faut retenir**
>
> **Vous l'avez compris, ce que vous mangez influence profondément votre santé et même l'expression de vos gènes, en jouant sur des mécanismes épigénétiques.**

Pour optimiser votre bien-être, inspirez-vous des recommandations modernes et pratiques :

- **Diversifiez vos végétaux :** Selon le professeur Tim Spector, consommer trente aliments végétaux différents par semaine (fruits, légumes, céréales complètes, légumineuses) favorise un microbiote intestinal riche et varié, essentiel à une bonne santé.
- **Structurez vos repas :** Une assiette équilibrée comprend environ un quart de protéines (privilégiez les végétales), un quart de féculents (idéalement complets) et une moitié de légumes. Une assiette colorée est souvent gage de variété et de richesse en nutriments.
- **Soyez attentif à votre rythme alimentaire :** Mangez dans un environnement calme, à des heures régulières, et prenez le temps de savourer vos repas. Évitez le grignotage, et si nécessaire, optez pour une collation saine comme des fruits ou des oléagineux.
- **Adaptez vos apports :** En cas de repas copieux, réduisez légèrement vos portions au repas suivant pour équilibrer vos apports, mais prenez soin d'écouter vos besoins.
- **Privilégiez les aliments aux compléments :** Les nutriments issus de l'alimentation sont souvent mieux absorbés et plus bénéfiques en raison de leur synergie naturelle. Les compléments alimentaires doivent rester une aide ponctuelle en cas de besoin spécifique.

En mettant en place ces habitudes progressivement et sans pression, vous découvrirez que manger sainement peut devenir un plaisir simple et durable.

Une semaine d'équilibre alimentaire

Ce menu privilégie des aliments entiers, riches en fibres, protéines végétales, bonnes graisses (oméga-3) et antioxydants, tout en limitant le sucre, les aliments transformés et les graisses saturées.
Il s'appuie sur les recommandations santé, sur les principes des zones bleues, le régime méditerranéen et la recherche sur l'alimentation saine.

Lundi

- **Petit déjeuner :** Gruau avec fruits rouges, noix et graines de chia.
- **Déjeuner :** Salade de quinoa, pois chiches, légumes rôtis (courgettes, poivrons) avec une vinaigrette à l'huile d'olive.
- **Dîner :** Poisson gras (saumon ou maquereau), légumes verts sautés à l'ail et patate douce au four.

Mardi

- **Petit déjeuner :** Smoothie vert (épinards, banane, avocat, boisson d'amande).
- **Déjeuner :** Soupe de lentilles, pain complet et salade verte avec avocat.
- **Dîner :** Tofu sauté avec brocolis, carottes et riz complet.

Mercredi

- **Petit déjeuner :** Yaourt grec nature, granola maison et kiwi.
- **Déjeuner :** Wrap complet avec houmous, légumes crus et feta.
- **Dîner :** Poulet au citron, pois gourmands et purée de céleri-rave.

Jeudi

- **Petit déjeuner :** Pain complet avec avocat, œuf poché et une poignée de noix.
- **Déjeuner :** Ratatouille maison avec riz basmati et salade de roquette.
- **Dîner :** Curry de pois chiches et épinards avec naan complet.

Vendredi

- **Petit déjeuner :** Porridge à la boisson d'amande, dattes, noix de pécan et cannelle.
- **Déjeuner :** Salade de riz sauvage, edamame, betterave et saumon fumé.
- **Dîner :** Légumes farcis (aubergines ou poivrons) aux céréales et haricots noirs.

Samedi

- **Petit déjeuner :** Smoothie aux fruits rouges, graines de lin et boisson végétale.
- **Déjeuner :** Taboulé de boulgour avec menthe, persil, tomate et concombre.
- **Dîner :** Poisson blanc avec une poêlée de légumes méditerranéens et quinoa.

Dimanche

- **Petit déjeuner :** Pancakes à la farine d'avoine avec myrtilles et sirop d'érable.
- **Déjeuner :** Soupe miso, tofu, algues et riz complet.
- **Dîner :** Grande salade composée : légumes variés, avocat, graines et légumineuses.

Chapitre 2

BOUGER POUR S'ENTRETENIR ET MÊME RAJEUNIR

L'exercice physique est indispensable à notre santé physique et mentale ; ça, vous le savez. Faire de l'exercice nous permet de rester en forme et stimule notamment **les hormones « du bonheur », la dopamine et les endorphines**, tout en aidant à réguler celles du stress (comme le cortisol), d'où le sentiment de bien-être que vous avez sûrement déjà vécu après une bonne séance de sport. Mais saviez-vous que l'activité physique est une vraie fontaine de jouvence, qu'elle agit sur notre âge biologique, nos cellules, mais aussi sur notre plasticité cérébrale en créant plus de connexions entre nos neurones et qu'elle peut même allonger nos télomères ?

De nombreuses études ont démontré un lien étroit entre l'exercice physique et l'espérance de vie : bouger régulièrement peut véritablement ajouter des années de vie en bonne santé. Par exemple, selon certaines analyses épidémiologiques, adopter une activité physique habituelle est une des mesures les plus efficaces pour augmenter l'espérance de vie, avec un gain pouvant aller jusqu'à six ans.

Dans ce chapitre, nous allons détailler ses nombreux bienfaits et voir concrètement comment (re)mettre plus de mouvement dans notre quotidien pour contrer une sédentarité dangereusement grandissante.

Les bienfaits de l'activité physique sur notre corps

Beaucoup pensent que l'activité physique n'est bénéfique que pour le cardio ou la souplesse, tandis que la musculation serait uniquement une question d'esthétique : c'est une idée reçue. En réalité, le renforcement musculaire est essentiel pour maintenir non seulement la force musculaire, mais aussi pour préserver un capital osseux solide, particulièrement avec l'âge.

La musculation aide à prévenir l'ostéoporose, renforce les articulations et améliore la posture.

Chez les personnes âgées, les fractures – notamment du col du fémur – sont souvent des événements graves qui peuvent entraîner une perte d'autonomie. L'immobilisation prolongée qui suit une chute favorise une perte musculaire rapide, parfois dès les premiers jours, et rend la récupération difficile. Pire, cette perte de mobilité peut déclencher un cercle vicieux : peur de rechuter, déconditionnement physique et dégradation globale de la santé.

Pourtant, il existe une solution simple : **bouger régulièrement**. En pratiquant une activité physique adaptée, on renforce ses muscles, améliore son équilibre, protège ses os et réduit considérablement le risque de chutes. C'est une véritable clé pour vieillir en meilleure santé et préserver son autonomie.

L'activité physique permet donc d'améliorer la santé osseuse et musculaire, mais aussi notre fonctionnement physiologique.

- **Elle contribue au renforcement des muscles et des os**, en augmentant la densité osseuse et en améliorant la souplesse, la force musculaire, ainsi que la mobilité articulaire.
- Côté système cardiovasculaire, **elle booste la circulation sanguine et lymphatique, prévient l'hypertension artérielle, l'artériosclérose, et réduit le risque d'infarctus ou d'AVC**.
- Sur le plan métabolique, **l'exercice régularise la glycémie et améliore la sensibilité à l'insuline**, essentielle pour prévenir le diabète de type 2 et l'obésité. Ces bienfaits métaboliques s'accompagnent d'une diminution des risques de maladies cardiovasculaires et métaboliques.

- **L'activité physique diminue également le risque de certains cancers**, notamment le cancer colorectal, du sein et de l'utérus, tout en contribuant à une meilleure immunité.
- **Les personnes actives guérissent souvent plus rapidement** des infections virales et bactériennes et présentent une meilleure résistance globale face aux maladies.
- Enfin, en améliorant la qualité du sommeil, en stimulant des hormones clés comme celles de la thyroïde et des glandes surrénales, et en favorisant un microbiote diversifié et équilibré, **l'activité physique impacte positivement la santé mentale et émotionnelle**, renforçant notre humeur et notre énergie.

Une méta-analyse récente a révélé que l'exercice, en particulier l'exercice aérobique pratiqué pendant plus de six mois, peut avoir un effet positif sur la longueur des télomères. Cela est lié à une réduction du taux de raccourcissement des télomères, bien qu'un « allongement » significatif ne soit pas toujours observé[1]. Chez les personnes inactives qui commencent une activité physique, on observe un allongement des télomères[2]. Littéralement, ou plutôt biologiquement, ces personnes rajeunissent. Leurs chromosomes, leurs télomères s'allongent et rajeunissent. L'activité physique active certains gènes, comme ceux des sirtuines.

LES SIRTUINES, NOS ALLIÉES ANTI-ÂGE ?

Les sirtuines sont un groupe d'enzymes essentielles à notre santé cellulaire. Codées par des gènes spécifiques (SIRT1 à SIRT7), elles participent à la réparation de l'ADN, particulièrement face aux

1. Seonghyeok Song, Eunsang Lee, Hyunjoong Kim, Does Exercise Affect Telomere Length? A Systematic Review and Meta-Analysis of Randomized Controlled Trials, *Medicina*, 2022. https://doi.org/10.3390/medicina58020242.
2. Nicole C. Arsenis, Tongjian You *et al.*, Physical activity and telomere length: Impact of aging and potential mechanisms of action, Oncotarget, 2017. https://doi.org/10.18632/oncotarget.16726.

agressions liées à l'environnement, comme les rayons UV, la pollution ou des toxines ingérées. Ces enzymes jouent un rôle clé dans la protection de notre patrimoine génétique en limitant les mutations, réduisant ainsi le risque de certains cancers. En activant ces mécanismes, l'activité physique stimule les sirtuines, notamment SIRT1, ce qui contribue à ralentir certains processus liés au vieillissement et à améliorer la santé cellulaire.

Un autre acteur important est la voie mTOR, une protéine dite kinase impliquée dans la prolifération cellulaire et la réponse métabolique. Une hyperactivation de mTOR peut entraîner des phénomènes inflammatoires, des cancers et un vieillissement accéléré. L'activité physique régule cette voie, notamment en activant des processus qui limitent son activité excessive, contribuant ainsi à un meilleur équilibre cellulaire.

Enfin, l'exercice physique stimule la production de la superoxyde dismutase extracellulaire (SOD), une enzyme qui neutralise les radicaux libres responsables du stress oxydatif. Ce mécanisme protège les cellules et réduit les dommages liés à l'oxydation, contribuant à une meilleure santé et à un vieillissement plus sain.

L'activité physique régulière contribue à réduire l'inflammation de bas grade, un état chronique associé au vieillissement et à de nombreuses maladies liées à l'âge. Ce phénomène rejoint le concept d'« *inflamm'aging* », qui désigne l'inflammation systémique chronique observée avec le vieillissement. En réduisant cette inflammation, l'exercice physique peut atténuer les effets délétères de l'*inflamm'aging* sur l'organisme.
Par ailleurs, le sport agit sur des voies métaboliques impliquées dans la longévité, telles que l'activation de l'AMPK et des sirtuines, ou la régulation de la voie mTOR. Ces mécanismes contribuent à améliorer la santé métabolique, à protéger les cellules contre les dommages et à ralentir certains processus associés au vieillissement.

L'INFLAMM'AGING

L'*inflamm'aging* désigne une inflammation chronique de bas grade qui accompagne et accélère le vieillissement en touchant l'ensemble des cellules et tissus du corps, y compris la peau. Les cellules sénescentes, incapables de se diviser, sécrètent des molécules pro-inflammatoires qui aggravent l'inflammation locale et participent au vieillissement cutané. Cela se traduit par des manifestations visibles telles que le relâchement de la peau, les rides, les taches brunes et la perte d'éclat.

La peau, en tant que barrière protectrice, est en première ligne face aux agressions extérieures comme les UV, la pollution, le tabac ou le vent, ainsi qu'aux facteurs internes comme le stress ou une mauvaise alimentation. Lorsque ces agressions persistent, elles provoquent une inflammation chronique qui altère la capacité des tissus à se régénérer.

Cependant, l'*inflamm'aging* ne se limite pas au vieillissement cutané. Il est impliqué dans de nombreuses pathologies liées à l'âge, telles que les maladies neurodégénératives, l'arthrose ou encore l'ostéoporose. Bien qu'il ne soit pas la seule cause de ces maladies, il en constitue un facteur aggravant majeur.

Face à ce phénomène, de plus en plus de recherches et de thérapeutiques s'intéressent aux mécanismes spécifiques de l'inflammation chronique pour mieux la comprendre et la moduler, ouvrant la voie à des approches innovantes pour ralentir le vieillissement et prévenir les maladies associées.

Le muscle, organe de longévité

Le muscle n'est pas seulement une source de force et de mobilité : il est un véritable organe de longévité. Bien plus qu'une simple structure mécanique, **le tissu musculaire joue un rôle central dans notre santé métabolique, cardiovasculaire et cognitive**. Chaque contraction musculaire libère des myokines, ces messagers chimiques qui régulent l'inflammation, renforcent l'immunité et stimulent le renouvellement cellulaire. Maintenir une masse musculaire optimale, en particulier avec l'âge, est essentiel pour prévenir des maladies chroniques telles que le diabète, l'ostéoporose ou encore les troubles neurodégénératifs comme la maladie d'Alzheimer. Le muscle agit également comme une réserve métabolique : il capte et stocke le glucose, régulant ainsi la glycémie et réduisant les risques liés au surpoids ou à l'obésité.

Pourtant, avec le vieillissement, la sarcopénie – cette perte progressive de masse et de force musculaire – menace insidieusement notre autonomie et notre espérance de vie en bonne santé. Heureusement, l'activité physique régulière, combinée à une alimentation riche en protéines de qualité, peut freiner, voire inverser ce processus. Cultiver sa masse musculaire n'est donc pas seulement une quête esthétique, mais une véritable stratégie pour vieillir en pleine forme et maximiser son capital santé. Le muscle, loin d'être un simple outil pour bouger, est un allié silencieux et indispensable pour prolonger la vie avec vitalité.

Les bienfaits de l'activité physique sur notre mental et notre moral

L'activité physique a des effets bénéfiques prouvés sur la psyché. En stimulant la production d'endorphines, elle procure une sensation de plaisir et de bien-être, améliore l'humeur et réduit les symptômes de dépression et d'anxiété. Elle agit également sur la chimie du cerveau en diminuant les niveaux de stress et en favorisant une meilleure résilience psychologique.

Sur le plan cognitif, elle améliore la mémoire, la concentration et la réflexion, notamment grâce à une meilleure irrigation et oxygénation du cerveau. Ces bienfaits contribuent à une réduction du risque de maladies neurodégénératives comme la maladie d'Alzheimer.

L'exercice physique stimule également la plasticité cérébrale en permettant au cerveau de créer et de réorganiser ses réseaux neuronaux, et favorise la neurogenèse, en particulier dans l'hippocampe, une région clé pour la mémoire. Cela est notamment

dû à l'augmentation des niveaux de BDNF, une protéine essentielle à la santé neuronale.
Enfin, l'activité physique a des effets épigénétiques démontrés, modifiant l'expression de certains gènes pour ralentir le vieillissement cellulaire. Si elle ne permet pas d'allonger directement les télomères, elle contribue à en ralentir le raccourcissement, un marqueur clé du vieillissement biologique.

En France, seuls 5 % des adultes ont une activité physique suffisante pour être protectrice.

Oui, vous avez bien lu, c'est catastrophique ! En 2022, selon l'Agence nationale de santé et de sécurité environnementale (ANSES), 95 % de la population française adulte est exposée à un risque de détérioration de la santé par manque d'activité physique ou un temps trop long passé assis (plus de 8 heures par jour). Ces risques sont majorés lorsque le manque d'activité physique et l'excès de sédentarité sont cumulés.
Les recommandations générales de l'OMS (2020) sont les suivantes :

Pour les personnes de 18 à 64 ans :

- **Activité aérobie (cardiorespiratoire)**
  Au moins 150 à 300 minutes d'activité physique d'intensité modérée par semaine, ou 75 à 150 minutes d'activité d'intensité soutenue, ou une combinaison équivalente d'activités d'intensité modérée et soutenue.
- **Renforcement musculaire**
  Pratiquer des activités de renforcement musculaire impliquant tous les principaux groupes musculaires au moins deux jours par semaine.
- **Réduction de la sédentarité**
  Réduire le temps passé en position assise et augmenter toute activité physique, même légère, pour contrer les effets néfastes de la sédentarité.

Pour les personnes de 65 ans et plus :

- **Activités similaires aux 18-64 ans**
  Les recommandations sont les mêmes que pour les adultes : 150 à 300 minutes d'activité modérée, etc.
- **Équilibre et prévention des chutes**
  Inclure des activités physiques qui améliorent l'équilibre et la coordination, au moins trois jours par semaine, pour prévenir les chutes.

Chacun, quels que soient son âge et ses capacités, devrait donc avoir une activité physique régulière et variée puisque chaque type de mouvement a son importance.

BESOIN DE MOTIVATION ?

S'il n'est jamais trop tard pour s'y mettre, je rappelle que si vous n'avez pas fait de sport depuis longtemps, mieux vaut faire un petit check-up santé avec votre médecin avant de reprendre. Une fois l'accord médical en règle, bougez. Vous allez vite être encouragé, car plus vous allez bouger, plus vous allez avoir une NEAT élevée (voir plus loin), plus vous allez avoir une activité physique élevée, et plus ces efforts vont vous protéger, et plus les bénéfices sur la santé se feront sentir, *a fortiori* si vous partez d'un niveau bas. Alors, qu'attendez-vous pour bouger ?

La sédentarité, ce fléau de nos sociétés modernes

La sédentarité désigne un état où l'on dépense très peu d'énergie alors que nous sommes éveillés, généralement en restant assis ou allongés. Elle exclut le sommeil, une phase où l'organisme se régénère activement. Aujourd'hui, la sédentarité est devenue un problème de santé publique majeur dans les sociétés occidentales, contribuant à des millions de décès évitables chaque année.

Selon l'OMS, jusqu'à 5 millions de décès par an pourraient être évités si la population mondiale était plus active physiquement.

Elle est l'un des principaux facteurs de risque de mortalité prématurée, au même titre que le tabac, l'alcool, le surpoids et la pollution de l'air.

Dans nos sociétés modernes, le confort et la technologie ont drastiquement réduit l'activité physique quotidienne. Par exemple, la livraison (de nourriture, de vêtements, de livres, etc.) et les modes de vie sédentaires nous éloignent des modes de vie traditionnels où il fallait marcher ou travailler physiquement pour subvenir à ses besoins.

Cependant, l'activité physique offre une solution accessible et efficace. Elle peut réduire la mortalité prématurée de 20 à 30 %, augmenter l'espérance de vie de un à deux ans et prévenir des maladies chroniques comme l'obésité, le diabète et les maladies cardiovasculaires. Alors que nous vivons plus longtemps grâce aux avancées médicales, adopter un mode de vie actif peut considérablement améliorer notre qualité de vie et notre santé.

Sportif et néanmoins sédentaire

Nous opposons souvent les sportifs aux non-sportifs, mais la réalité est plus complexe qu'il y paraît. Il est tout à fait possible d'être à la fois sportif et sédentaire.

Voici un exemple typique. Une personne qui travaille dans un bureau se rend à son travail en voiture. Une fois sur place, cette personne travaille assise derrière son écran d'ordinateur toute la journée. Le midi, elle déjeune à la cantine de l'entreprise deux étages plus bas avant de retourner travailler l'après-midi sur son ordinateur. Puis, elle rentre chez elle en voiture, dîne à table et regarde la télévision assise sur son canapé avant d'aller dormir. Cinq jours par semaine, cette personne garde ce rythme. Elle a de grosses semaines, elle travaille beaucoup, alors le week-end, elle fait du sport pour décompresser. Elle joue au tennis une heure le samedi et le dimanche, elle court 10 kilomètres.

On pourrait en conclure que cette personne est sportive. Pourtant, si elle a une activité physique le week-end, le reste du temps, elle est assise toute la journée. On sait aujourd'hui que **pratiquer une activité physique uniquement le week-end, même si elle est bénéfique, ne compense pas complètement les effets délétères d'une sédentarité prolongée**.
À l'inverse, on peut être non sportif et non sédentaire. Une personne qui bouge régulièrement tout au long de la journée en marchant, montant les escaliers, jardinant ou bricolant peut profiter d'un mode de vie actif, même sans pratiquer de sport structuré. Les données actuelles montrent que réduire la sédentarité quotidienne, par exemple en intégrant davantage de mouvements dans ses activités journalières, peut avoir un impact positif significatif sur la santé, souvent comparable à celui d'être sportif. L'idéal est évidemment de cumuler les deux : limiter la sédentarité tout en pratiquant régulièrement une activité physique adaptée.

ACCRO AU SPORT, C'EST BON POUR LA SANTÉ ?

Au-delà d'un certain niveau d'activité, le sport peut devenir délétère pour la santé. On parle ici de surentraînement (soit plus de huit heures par semaine), de perte de contrôle de la pratique, d'une dépendance comportementale à la pratique sportive malgré des signes corporels de souffrance, d'épuisement et des blessures... Reconnue par l'OMS en 2011, cette addiction s'appelle « bigorexie ». Comme pour toute addiction, il faut commencer par prendre conscience de sa dépendance et ne pas attendre pour la soigner.

Connaissez-vous la NEAT ?

La NEAT (*non-exercise activity thermogenesis*, ou « thermogenèse liée aux activités non sportives ») désigne toutes les activités physiques effectuées en dehors de l'exercice sportif structuré.

Elle inclut les mouvements de la vie quotidienne comme marcher, monter des escaliers, passer l'aspirateur, jardiner ou attendre debout.

Depuis les travaux du Dr James Levine de la Mayo Clinic, le NEAT a été reconnu comme un levier essentiel pour la santé métabolique et la gestion du poids. Selon Levine (2005), **la NEAT constitue une part significative de la dépense énergétique totale et varie largement d'une personne à l'autre**. Une augmentation des activités NEAT (par exemple, marcher ou se lever plus fréquemment) peut ajouter jusqu'à 350 à 500 calories dépensées par jour, selon les habitudes de mouvement. Cela en fait un facteur clé pour la prévention de l'obésité et le maintien d'un poids stable[3].

Les travaux de Levine (1999) montrent également que les individus résistants à la prise de poids présentent des niveaux de NEAT naturellement plus élevés, indépendamment de leur niveau d'exercice structuré. Cela souligne l'importance des petits mouvements du quotidien, comme bouger en position assise ou se déplacer régulièrement, dans la régulation du poids corporel[4].

Les recherches de Chaput et Tremblay (2009) ont mis en évidence l'impact de la sédentarité sur la réduction de la NEAT, contribuant au déséquilibre énergétique et à l'augmentation des maladies métaboliques. Dans une société où la technologie et le confort réduisent les occasions de bouger, **intégrer des activités de NEAT devient crucial pour compenser les effets délétères de la sédentarité**[5].

3. James A. Levine, Nonexercise activity thermogenesis (NEAT): environment and biology, *Am. J. Physiol. Endocrinol. Metab.*, 2004. https://pubmed.ncbi.nlm.nih.gov/15102614/.
4. James A. Levine, Norman L. Eberhardt, Michael D. Jensen, Role of nonexercise activity thermogenesis in resistance to fat gain in humans, *Science*, 1999. https://pubmed.ncbi.nlm.nih.gov/9880251/.
5. Jean-Philippe Chaput, Angelo Tremblay, Obesity and physical inactivity: the relevance of reconsidering the notion of sedentariness, *Obesity* Facts, 2009. https://pmc.ncbi.nlm.nih.gov/articles/PMC6515935/.

Mais la NEAT ne se limite pas à la dépense calorique. Elle est également associée à des bénéfices pour la santé globale comme :

- **la capacité cardiorespiratoire et santé cardiovasculaire.** Bien que moins efficace que l'exercice structuré, la NEAT améliore indirectement la santé cardiovasculaire en réduisant les comportements sédentaires ;
- **la santé mentale.** Les mouvements réguliers, même légers, diminuent le stress et favorisent le bien-être psychologique ;
- **le métabolisme.** Une activité NEAT accrue contribue à améliorer la sensibilité à l'insuline et à réduire les risques de maladies métaboliques.

Les études montrent qu'il est possible d'être non sportif mais actif en pratiquant une NEAT élevée, par exemple grâce à des activités comme le jardinage, la marche ou le ménage. Cela peut parfois être plus bénéfique qu'un mode de vie sédentaire ponctué de séances de sport structurées le week-end, car les effets délétères de la sédentarité ne sont pas entièrement compensés par une activité physique occasionnelle.

Recommandations pratiques

Les résultats des études de Levine (2007)[6] et Westerterp (2004)[7] suggèrent des moyens simples pour augmenter la NEAT :

- favoriser la marche au quotidien (par exemple, marcher pendant les appels téléphoniques) ;
- utiliser les escaliers au lieu de l'ascenseur ;
- préférer les déplacements actifs comme le vélo ou la marche plutôt que la voiture ;

6. James A. Levine, Nonexercise activity thermogenesis – liberating the life-force, *Journal of Internal Medicine*, 2007. https://pubmed.ncbi.nlm.nih.gov/17697152/.
7. Klaas R. Westerterp, Diet induced thermogenesis, *Nutrition & Metabolism*, 2004. https://pubmed.ncbi.nlm.nih.gov/15507147/.

- alterner les positions assise et debout au travail grâce à des bureaux réglables ;
- introduire des pauses actives pour se lever et bouger régulièrement.

En conclusion, la NEAT s'impose comme un levier essentiel pour la santé publique, particulièrement dans les sociétés modernes où la sédentarité est devenue un problème majeur. Intégrer plus de mouvements dans nos routines quotidiennes offre une approche accessible, efficace et durable pour améliorer la dépense énergétique, prévenir les maladies chroniques et favoriser un mode de vie sain. Les travaux sur la NEAT encouragent à repenser la santé physique en valorisant les petits gestes qui, cumulés, font une grande différence.

10 000 PAS PAR JOUR : MYTHE OU RÉALITÉ ?

Saviez-vous que l'objectif des 10 000 pas par jour a été popularisé dans les années 1960 au Japon lors du lancement d'un podomètre appelé *manpo-kei* ? Bien qu'il ait été adopté comme un standard universel, ce chiffre n'est pas scientifiquement établi comme nécessaire pour tous.

Selon Paluch et ses collaborateurs de l'université du Massachusetts[8] :

- Pour les 60 ans et plus, le risque de décès prématuré diminue significativement jusqu'à environ 6 000 à 8 000 pas par jour, sans bénéfice supplémentaire au-delà.
- Pour les moins de 60 ans, ce seuil est légèrement plus élevé : entre 8 000 et 10 000 pas par jour.
- L'intensité de la marche (rythme ou vitesse) n'a pas d'impact sur ces résultats : c'est le nombre total de pas qui compte.

8. Amanda E. Paluch, Shivangi Bajpai *et al.*, Daily steps and all-cause mortality: a meta-analysis of 15 international cohorts, *The Lancet Public Health*, 2022. https://pubmed.ncbi.nlm.nih.gov/35247352/.

En France, les données des trackers d'activité montrent que les adultes connectés font en moyenne 3 000 à 5 000 pas par jour, ce qui est insuffisant pour en tirer des bénéfices optimaux. Cependant, chaque petit progrès compte : passer de 2 000 à 4 000 pas par jour peut déjà améliorer significativement votre santé, quel que soit votre âge. L'important est d'intégrer plus de mouvements dans votre quotidien, même par de petites marches, régulières. Alors, n'attendez plus : mettez vos chaussures, ajoutez une promenade à votre journée et rapprochez-vous progressivement de l'objectif optimal pour votre santé. Vous verrez, les bienfaits se feront vite sentir !

L'impact de l'entraînement physique sur les risques de mortalité[9]

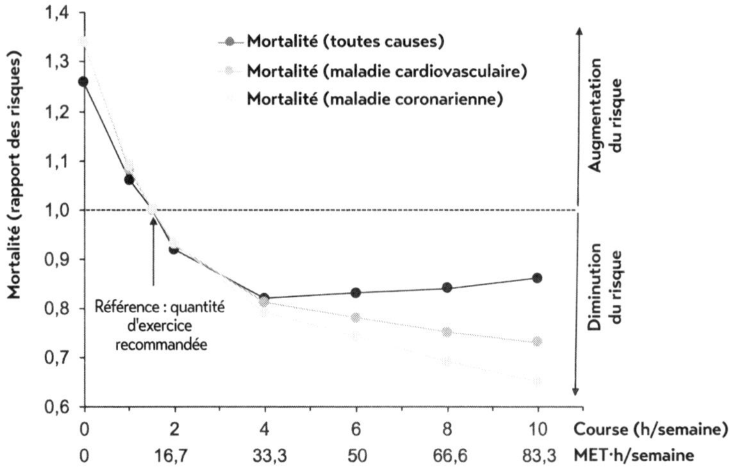

9. Source graphique : Kim Blond, Cecilie Fau Brinkløv, Mathias Ried-Larsen, Alessio Crippa, Anders Grøntved, Association of high amounts of physical activity with mortality risk : a systematic review and meta-, *British Journal of Sports Medicine*, Volume 54, Issue 20.

Mettez du snack exercice dans votre quotidien !

Vous êtes sportif le week-end, mais sédentaire en semaine ? Pas de panique, des solutions simples et efficaces existent pour intégrer plus de mouvement dans votre quotidien et contrer les effets néfastes de la sédentarité !

Nous savons tous que faire 8 000 à 10 000 pas par jour est un objectif recommandé pour améliorer la santé. Mais saviez-vous que certains chercheurs suggèrent d'aller encore plus loin ? Ils estiment qu'il ne suffit pas de viser un nombre total de pas par jour, mais qu'**il est tout aussi crucial d'être en mouvement régulièrement tout au long de la journée, idéalement toutes les deux heures**. Comme le préconise l'OMS, ce n'est pas seulement la quantité de pas qui compte, mais la fréquence des interruptions de la sédentarité : il est donc important de **limiter le temps passé en position assise** et d'interrompre fréquemment les périodes prolongées de sédentarité par des activités légères.

Le mouvement, aussi simple soit-il, est l'une des clés majeures de la longévité. Il réduit les risques de maladies chroniques, améliore la santé mentale et booste votre énergie. Mais comment intégrer ces habitudes de mouvements quand votre travail vous oblige à rester assis la majeure partie de la journée ? Ne vous inquiétez pas, je vais vous montrer comment rendre chaque heure de votre journée plus active, même avec un emploi du temps chargé.

Augmenter votre NEAT

Savoir qu'il est plus que recommandé de bouger pour nous assurer une meilleure santé peut nous donner envie de modifier notre comportement. Je l'ai vécu personnellement, je marche vraiment beaucoup plus qu'avant (voir mes astuces plus loin). Avoir conscience que bouger est essentiel à notre santé, nos cellules, notre humeur et notre organisme peut suffire à provoquer un déclic. Par exemple :

- Levez-vous au moins toutes les deux heures pour aller chercher un verre d'eau.
- Marchez pendant une conversation téléphonique ou une réunion virtuelle.
- Déplacez-vous pour aller voir un collègue plutôt que de lui téléphoner.
- Empruntez les escaliers plutôt que l'ascenseur.
- Boudez les escalators.
- Faites le tour du quartier pendant la pause déjeuner.
- Descendez une station de métro ou de bus plus tôt pour terminer votre trajet à pied.
- Après le travail, allez marcher 20 minutes plutôt que de vous avachir sur le canapé à zapper les programmes ou à scroller sur votre smartphone.
- Préférez les trajets à pied ou à vélo pour les courtes distances. Ce sera toujours plus facile de vous dire : allez, je vais un peu marcher, que de vous convaincre de chausser vos baskets pour aller courir.
- Faites le ménage ou jardinez de manière énergique.
- Rentabilisez vos temps de pause : pratiquer des étirements ou exercices légers pendant que vous chauffez votre repas, que vous vous brossez les dents ou encore lorsque vous attendez le bus.
- Intégrez l'activité physique dans vos interactions sociales. Par exemple, discutez en marchant plutôt qu'assis autour d'une table ou encore, allez vous balader avec vos amis après un déjeuner ensemble.
- Placez votre corbeille à papier ou votre téléphone loin de vous pour vous obliger à vous lever régulièrement.

Bouger connecté

Vous pouvez utiliser des outils de suivi d'activité comme les montres connectées ou un simple podomètre installé sur votre smartphone ou acheté à moins de 10 euros dans un magasin de sport. La montre connectée offre l'avantage de donner tout un tas d'informations, en plus des statistiques pour voir où vous en êtes, et quelle est votre progression. Certains modèles très populaires font même la distinction entre l'activité physique sportive (anneau vert) et la NEAT (anneau rouge). Cette technologie est désormais très abordable et surtout motivante pour se bouger. À titre personnel, grâce à ma montre connectée, j'ai pu constater qu'il y a cinq ans, je marchais 5 000 à 6 000 pas par jour contre 10 000 à 15 000 pas aujourd'hui. Cette nette augmentation de ma dépense énergétique est assurément due au fait de regarder ces mesures, ces statistiques qui m'encouragent chaque jour à les améliorer.

Nous souffrons trop souvent des écueils de nos sociétés modernes, alors essayons de profiter de ses côtés positifs, comme avec les outils connectés !

Prendre un bureau assis-debout

Saviez-vous que **les Français passent en moyenne 7,5 heures par jour assis**[10] ? Ce mode de vie sédentaire a des effets néfastes sur la santé : obésité, diabète, maladies cardiaques, AVC et troubles musculo-squelettiques en sont autant de conséquences potentielles.

Les bureaux assis-debout, faciles à régler en hauteur, offrent une solution efficace pour réduire ces risques en vous encourageant à alterner les positions et à bouger davantage tout au long de la journée.

Travailler debout régulièrement améliore la posture, réduit les douleurs dorsales et augmente votre dépense énergétique (ou NEAT). **Attention toutefois** : rester debout trop longtemps peut entraîner des troubles circulatoires. L'essentiel est d'alterner les positions toutes les 30 à 60 minutes. Pensez à vous lever pour téléphoner, participer à une visioconférence ou simplement marcher quelques minutes. Même si une courte pause debout n'a pas un impact immédiat, cumulée sur une journée,

10. Madina Saidj, Mahdi Menai *et al.*, Descriptive study of sedentary behaviours in 35,444 French working adults: cross-sectional findings from the ACTI-Cités study, *BMC Public Health*, 2015. https://doi.org/10.1186/s12889-015-1711-8.

puis sur des mois ou des années, elle réduit considérablement les effets de la sédentarité prolongée.
En Scandinavie et en Amérique du Nord, ces bureaux assis-debout et même des bureaux intégrant des tapis de marche sont devenus des outils incontournables pour améliorer la santé au travail. Pourquoi ne pas essayer, vous aussi, et faire un pas vers un mode de vie plus actif et plus sain ?

Vous asseoir actif

Connaissez-vous les chaises ergonomiques ou de type Tripp Trapp avec un repose-pied ou repose-tibias intégré et réglable ? Ces chaises vous permettent de vous asseoir dans une bonne posture, le dos droit et non avachi.
Vous pouvez aussi utiliser un gros ballon de fitness (swiss ball) quand vous regardez la télévision afin d'être actif, même assis. Là aussi, le faire une journée n'apporte pas de bénéfice, mais tous les jours, si ! Un peu comme le fait qu'on ne développe pas un cancer des poumons en fumant juste une cigarette…

Marcher

La marche est une activité sous-estimée et pourtant essentielle. Elle est l'une des activités physiques les plus accessibles et bénéfiques. **Sans danger, naturelle et profondément ancrée dans notre histoire évolutive, elle est adaptée à presque tout le monde.** Passer des positions quadrupède à bipède, c'est l'histoire de l'humanité. La marche est recommandée, même pour ceux qui souffrent de douleurs articulaires légères, car elle améliore la mobilité, renforce les muscles qui soutiennent les articulations et limite les raideurs.
Que vous soyez sédentaire ou en surpoids, la marche est un excellent point de départ pour intégrer plus de mouvement dans votre quotidien. Elle est aussi plus facile à mettre en place que la course à pied, car elle ne nécessite pas d'effort intense et peut se pratiquer n'importe où : en ville ou à la campagne, sur des parcours variés. Plutôt que de viser des kilomètres ou une cadence précise, commencez par fixer un objectif en nombre de

pas quotidiens, par exemple 5 000 à 6 000 pas, et augmentez progressivement.

Selon l'OMS, une marche de 30 minutes par jour, ou trois sessions de 10 minutes, suffit pour en tirer des bénéfices importants sur la santé. Pour rendre ces moments encore plus agréables, écoutez de la musique, un podcast, ou simplement laissez-vous imprégner par votre environnement. La marche est décidément une activité simple, efficace et idéale pour prendre soin de votre corps et de votre esprit.

COMMENT J'AI MIS DES PAS DANS MA VIE

Longtemps, j'ai pensé que marcher n'était pas du sport. Longtemps, j'ai sous-estimé l'importance que la marche avait sur la santé. Depuis que j'ai lu beaucoup d'articles[11] expliquant à quel point la marche est bénéfique, j'ai intégré la marche comme un geste du quotidien, comme me brosser les dents ou prendre mon petit déjeuner. La marche fait désormais partie de mon hygiène de vie.

Par exemple, j'ai pris l'habitude de passer une partie de mes appels téléphoniques à l'extérieur, en marchant. En ajoutant 10 minutes par-ci, 5 minutes par-là, j'ai vite fait monter mon nombre de pas, presque sans m'en rendre compte.

J'ai aussi intégré la marche dans mes journées de consultation. Avant, à la pause déjeuner, je mangeais au restaurant avec mes associés. C'est fini. Maintenant, je sors m'acheter quelque chose à

11. Mark Hamer, Yoichi Chida, Walking and primary prevention: a meta-analysis of prospective cohort studies, *Br. J. Sports Med.*, 2008. https://pubmed.ncbi.nlm.nih.gov/18048441/. Cette méta-analyse a examiné plusieurs études de cohorte prospectives et a conclu que la marche régulière est associée à une réduction significative du risque de maladies cardiovasculaires.
Frank B. Hu, Ronald J. Signal, Janet W. Rich-Edwards *et al.*, Walking compared with vigorous physical activity and risk of type 2 diabetes in women: a prospective study, *JAMA*, 1999. https://pubmed.ncbi.nlm.nih.gov/10535433/. Cette étude prospective a démontré que la marche régulière réduit le risque de développer un diabète de type 2 chez les femmes, avec des effets bénéfiques comparables à ceux d'activités physiques plus intenses.
Robert D. Abbott, Lon R. White *et al.*, Walking and dementia in physically capable elderly men, *JAMA*, 2004. https://pubmed.ncbi.nlm.nih.gov/10535433/. Cette recherche a révélé que les hommes âgés qui marchaient plus de 3,2 km par jour avaient un risque significativement réduit de développer une démence par rapport à ceux qui marchaient moins.

manger et je déambule dans la ville. Et comme je m'y tiens autant que je peux, ça finit par faire une vraie différence. J'ai même réussi à convaincre mes collègues de prendre l'air, eux aussi, à la pause méridienne, c'est presque devenu un rituel !

Faire travailler votre cœur

L'aérobie, ou exercice cardiovasculaire, est bien plus qu'un simple effort physique : c'est un véritable élixir de longévité, un investissement direct dans la santé de votre cœur, de votre corps et même de votre esprit. Courir, nager, pédaler, marcher à vive allure... Ces activités mobilisent vos muscles tout en sollicitant intensément votre cœur, qui est lui-même un muscle. Lorsqu'il est régulièrement entraîné, le cœur devient plus fort, plus efficace, capable de pomper davantage de sang à chaque battement. Cela se traduit par une meilleure oxygénation des tissus, une réduction des risques de maladies cardiovasculaires, une pression artérielle plus stable et une endurance accrue dans les tâches quotidiennes.

Mais les bienfaits ne s'arrêtent pas là. L'aérobie agit également au niveau cellulaire, en stimulant des mécanismes profonds liés au vieillissement. Des études ont montré que l'activité d'endurance peut ralentir le raccourcissement des télomères[12], ces structures qui protègent nos chromosomes et dont la détérioration est un marqueur du vieillissement. En renforçant l'activité de l'enzyme télomérase, l'exercice régulier contribue à maintenir nos cellules en bonne santé plus longtemps, retardant ainsi certains processus de déclin liés à l'âge.

L'aérobie favorise également une meilleure régulation métabolique : elle aide à contrôler la glycémie, réduit le mauvais cholestérol et améliore la sensibilité à l'insuline, ce qui diminue le risque de diabète de type 2.

12. Christian M. Werner, Anne Hecksteden *et al.*, Differential effects of endurance, interval, and resistance training on telomerase activity and telomere length in a randomized, controlled study, *Eur. Heart J.*, 2019. https://pubmed.ncbi.nlm.nih.gov/30496493/.

Ses bienfaits sur la santé mentale ne sont pas en reste : en libérant des endorphines, ces hormones du bien-être, l'exercice combat le stress, améliore l'humeur et favorise un sommeil réparateur, un autre pilier de la longévité.

Reste à trouver une intensité adaptée à votre condition physique. Un bon repère : pouvoir maintenir une conversation sans être totalement essoufflé.

À raison de 150 minutes d'activité modérée par semaine, comme le recommande l'OMS, vous offrez à votre corps et à votre cœur une routine protectrice.

Nul besoin de viser la performance : l'objectif est de bouger, de manière régulière et avec plaisir. Chaque minute que vous passez à faire battre votre cœur plus vite est une contribution directe à un vieillissement en pleine forme, où vitalité et bien-être se prolongent bien au-delà des années.

Développer vos muscles

Entretenir votre cardio, c'est bien, mais préserver et développer votre masse musculaire est tout aussi essentiel pour votre longévité.
Longtemps négligée, la masse musculaire est désormais reconnue comme un outil fondamental pour une vie longue et en bonne santé. Avec l'âge, le phénomène de sarcopénie – la perte progressive de masse et de force musculaire – devient un enjeu majeur. Cette diminution est à la fois une conséquence du vieillissement et un facteur qui aggrave la dépendance et la vulnérabilité aux maladies. Par exemple, une personne hospitalisée ou alitée quelques jours peut rapidement perdre une partie significative de sa masse musculaire, ce qui ralentit sa récupération et limite son autonomie. Les chercheurs en physiologie soulignent l'importance de préserver cette masse musculaire,

car dès l'âge de 25-30 ans, le déclin commence, s'accélérant après 50 ans si aucune action n'est entreprise.
Le muscle est un formidable allié : il utilise l'énergie, stimule le métabolisme, améliore l'équilibre et réduit les risques de chutes. Il agit même comme un marqueur de vieillissement : la force de préhension est aujourd'hui utilisée pour évaluer l'état de santé global et la longévité.

Plus vous vieillissez, plus il devient crucial de muscler votre corps.

L'OMS recommande deux séances hebdomadaires de renforcement musculaire, que vous pouvez effectuer avec des poids, des haltères, des bandes de résistance, ou simplement le poids de votre corps (en réalisant des squats, des fentes, du gainage). Ces exercices sont simples à intégrer dans votre quotidien, même sans matériel ni abonnement à une salle de sport.
Le renforcement musculaire est une des meilleures stratégies pour ralentir le vieillissement, maintenir votre autonomie et améliorer votre qualité de vie. Peut-être regarderez-vous désormais les muscles sous un autre œil : ils ne sont pas qu'un symbole esthétique, mais bien une véritable clé de votre santé et de votre longévité.

Garder votre mobilité

La mobilité est un pilier fondamental d'une vie active et autonome, souvent négligé dans les routines d'entraînement. Travailler sa mobilité signifie s'assurer que vos articulations conservent toute leur amplitude de mouvement et que vos muscles restent souples et fonctionnels. Avec l'âge, le corps tend à devenir plus raide, les articulations perdent leur élasticité, et les mouvements du quotidien comme se pencher, se lever ou tourner deviennent plus difficiles. Ce déclin naturel, s'il n'est pas contré, peut limiter votre autonomie, augmenter le risque de chutes et provoquer des douleurs chroniques.

Pour prévenir cela, intégrez des exercices de mobilité dans votre routine hebdomadaire. **Des pratiques comme le yoga, le stretching ou le Pilates sont particulièrement efficaces.** Elles permettent non seulement d'améliorer la souplesse et l'élasticité musculaire, mais aussi de renforcer les muscles stabilisateurs et d'améliorer la posture. Ces activités favorisent également une meilleure circulation sanguine, réduisent les tensions accumulées et participent à la détente mentale.

Travailler la mobilité ne signifie pas simplement « s'étirer » : il s'agit aussi de coordonner respiration et mouvement pour libérer les tensions en profondeur. Par exemple, le yoga aide à connecter le corps et l'esprit, tout en augmentant la flexibilité, tandis que le Pilates renforce le tronc (*core*) et stabilise les articulations. Le stretching ciblé, quant à lui, se concentre sur l'allongement des muscles contractés pour restaurer leur fonction optimale.
Quelques minutes par jour suffisent pour ressentir les bienfaits : commencez par des étirements simples au réveil ou après une séance de sport, en insistant sur les zones les plus sollicitées (hanches, épaules, bas du dos).

N'oubliez pas que la mobilité
est un travail continu.

Plus vous prenez soin de vos articulations et de votre souplesse aujourd'hui, plus vous pourrez bouger librement et sans douleur demain.
En somme, intégrer des exercices de mobilité à votre routine, c'est investir dans une meilleure qualité de vie à long terme. Alors, déroulez un tapis, respirez profondément, et laissez vos articulations retrouver toute leur liberté de mouvement.

Travailler votre agilité

Enfin, moins connu mais tout aussi essentiel : pensez à entraîner votre agilité, **le secret d'un esprit vif et d'un corps alerte**. Les sports qui sollicitent votre coordination, comme les sports de raquettes (tennis, badminton, squash, padel, tennis de table...), stimulent non seulement votre corps, mais aussi votre cerveau. En effet, ces activités sollicitent intensément votre cervelet, responsable de la coordination et de l'équilibre et favorisent également des fonctions cognitives comme la stratégie, l'anticipation et la prise de décision rapide.

Des études classant les meilleurs sports pour la santé et la longévité placent régulièrement les sports de raquettes en tête[13]. Pourquoi ? Parce qu'ils combinent plusieurs dimensions essentielles : l'endurance cardiovasculaire, le renforcement musculaire, la souplesse et l'agilité. De plus, ils sont ludiques et nécessitent d'interagir avec un partenaire, ajoutant ainsi un facteur social important pour maintenir une bonne santé mentale.

Que vous rattrapiez une balle ou anticipiez le prochain coup de votre adversaire, vous travaillez votre corps et votre esprit en symbiose. Et bonne nouvelle : il y a un sport de raquette pour tous les niveaux, du tennis de table au padel en passant par le badminton. Alors, pourquoi ne pas tester ? Vous découvrirez que l'agilité peut être la clé d'une vie longue, active et pleine de vitalité.

Trouver votre motivation

Vous savez que la sédentarité favorise les maladies inflammatoires, les cancers et les pathologies du système cardiovasculaire et métabolique. Mais si vous ne trouvez pas la motivation pour bouger, vous risquez de ne pas tenir vos objectifs de mouvements à long terme. Alors, essayez plein d'activités, de sports différents, y compris des séances sur des chaînes YouTube, jusqu'à trouver celui qui vous donne envie de bouger régulièrement, près de chez vous, de votre travail ou même chez vous. Notez sur votre agenda votre rendez-vous sportif et ne l'annulez **sous aucun prétexte** : vous avez rendez-vous avec votre santé !

---

13. Peter Schnohr, James H. O'Keefe *et al.*, Various Leisure-Time Physical Activities Associated With Widely Divergent Life Expectancies: The Copenhagen City Heart Study, *Mayo Clinic Proceedings*, 2018. https://tennis-idf.fr/wp-content/uploads/2019/01/j.mayocp.2018.06.025.pdf.

DES ACTIVITÉS PRO-LONGÉVITÉ

Voici un classement basé sur les années de vie gagnées par rapport à des individus sédentaires[14] :

- Tennis : + 9,7 ans
- Badminton : + 6,2 ans
- Football : + 4,7 ans
- Cyclisme : + 3,7 ans
- Natation : + 3,4 ans
- Jogging : + 3,2 ans
- Gymnastique : + 3,1 ans
- Activités en club de sport (yoga, fitness, etc.) : + 1,5 an

Une journée snack exercices

En résumé, bouger et faire du sport ne doit pas être envisagé comme une activité monolithique. Idéalement, il faut diversifier ses activités physiques et intégrer des mouvements tout au long de la journée, en accord avec les recommandations médicales. Cela peut sembler ambitieux, surtout si vous débutez, mais faire un peu chaque jour est souvent plus confortable et plus bénéfique que de se lancer dans une séance intense uniquement le week-end.

Pour vous y aider, je vous propose une méthode simple et efficace : **les snack exercices**. Il s'agit de courtes séquences d'exercices physiques, faciles à intercaler dans votre journée, d'une durée de 30 secondes à 2 minutes.

14. Peter Schnohr, James H. O'Keefe *et al.*, Various Leisure-Time Physical Activities Associated With Widely Divergent Life Expectancies: The Copenhagen City Heart Study, *Mayo Clinic Proceedings*, 2018. https://tennis-idf.fr/wp-content/uploads/2019/01/j.mayocp.2018.06.025.pdf.

Ces exercices sont pensés pour être accessibles partout : au bureau, à la maison ou même en déplacement.

Par exemple, levez-vous et faites des squats pendant 1 minute ou montez et descendez un escalier cinq fois. Pas besoin de tenue de sport ni d'équipement particulier.

Une publication récente de 2024[15] examine leur impact sur la santé des adultes et des personnes âgées. Les résultats suggèrent que ces courtes séances d'exercice sont faisables, sûres et peuvent offrir des avantages prometteurs pour la santé, bien que des recherches supplémentaires soient nécessaires.

Le principe est de bouger régulièrement, idéalement toutes les deux heures, pour briser les périodes de sédentarité et profiter des bénéfices immédiats : une meilleure concentration, un regain d'énergie et une stimulation musculaire. Ces exercices ne remplacent pas une pratique sportive structurée, mais ils offrent des bénéfices complémentaires bien documentés. De nombreuses études montrent que ces pauses actives améliorent la santé métabolique, réduisent la glycémie postprandiale et favorisent une meilleure circulation.

Ce qu'il faut retenir

Programmez des rappels sur votre téléphone ou fixez-vous des objectifs simples, comme trente squats et trois étages montés dans la matinée. Rappelez-vous, l'essentiel est de commencer petit et de rendre ces mouvements une habitude. Avec les snack exercices, vous transformez chaque pause en une opportunité de prendre soin de vous !

15. Matthew D. Jones, Briana K. Clifford *et al.*, Exercise Snacks and Other Forms of Intermittent Physical Activity for Improving Health in Adults and Older Adults: A Scoping Review of Epidemiological, Experimental and Qualitative Studies, *Sports Med.*, 2024. https://pubmed.ncbi.nlm.nih.gov/38190022/.

Un petit peu, c'est toujours mieux que rien ! Alors, mettez du mouvement dans votre vie et tirez-en des bénéfices, que vous ayez 30 ans, 80 ans ou plus !

EXEMPLES DE SNACK EXERCICES

Pompes contre le mur : Placez vos mains contre un mur, les bras écartés à la largeur des épaules. Reculez vos pieds afin que votre corps forme une ligne droite. Pliez les coudes pour rapprocher votre poitrine du mur, puis poussez pour revenir à la position de départ. Répétez 10 à 20 fois.

Squats de chaise : Tenez-vous devant votre chaise, les pieds écartés à la largeur des épaules. Faites comme si vous alliez vous asseoir, mais arrêtez-vous juste avant de toucher la chaise. Remontez et répétez 10 à 20 fois.

Élévations de mollets : Debout, placez-vous sur la pointe des pieds puis redescendez. Vous pouvez le faire en vous appuyant sur votre bureau ou le dos d'une chaise pour plus de stabilité. Répétez 10 à 20 fois.

Fentes marchées : Faites un pas en avant avec une jambe et abaissez votre corps jusqu'à ce que les deux genoux soient pliés à environ 90 degrés. Revenez à la position debout et changez de jambe. Répétez 10 à 15 fois de chaque côté.

Montée de genoux : Debout, alternez le lever des genoux vers la poitrine en gardant une posture droite. Faites 20 à 30 répétitions, en essayant d'augmenter progressivement la vitesse.

Abdos de bureau : Assis sur le bord de votre chaise, inclinez légèrement votre torse en arrière et utilisez vos abdominaux pour revenir à la position droite. Répétez 15 à 20 fois.

Pour vous aider à vous lancer, voici un programme de snack exercises que vous pouvez intégrer à votre journée. Les exercices suivants sont courts (de 1 à 5 minutes), discrets et faciles à réaliser au travail ou dans la vie quotidienne, tout en offrant des bienfaits cardiovasculaires et musculaires ; vous n'allez bientôt plus pouvoir vous en passer !

Matin : activation rapide

- **Jumping Jacks** (1-2 minutes) : Stimulent la circulation sanguine et réveillent le corps.
- **Squats au poids du corps** (1 minute) : Renforcent les jambes et activent le métabolisme.
- **Montée sur les pointes des pieds** (1 minute) : Améliore la circulation et tonifie les mollets.

Au bureau ou pendant le travail : pauses dynamiques

- **Marcher sur place** ou autour de votre bureau (2-3 minutes) : Augmente le rythme cardiaque doucement.
- **Pompes inclinées contre un bureau** (1 minute) : Renforcent le haut du corps sans besoin de matériel.
- **Chaise invisible** (30 secondes à 1 minute) : Dos contre un mur, pliez les jambes comme si vous étiez assis. Excellent pour les cuisses.

BOUGER ASSIS AVEC LES *SOLEUS* PUSH-UPS

Les *soleus* push-ups ou « pompes du soléaire » sont un exercice simple mais efficace, ciblant principalement le muscle soléaire, un muscle de la jambe situé sous le mollet. Cet exercice consiste à s'appuyer sur la plante des pieds tout en fléchissant les genoux et en effectuant de petites élévations répétées. Il active principalement le soléaire, qui est souvent sous-sollicité lors des mouvements classiques comme les squats ou les levers de mollet. Vous pouvez le faire depuis votre chaise : il suffit de vous asseoir confortablement avec les pieds bien à plat sur le sol. Ensuite, vous pouvez soulever légèrement vos talons tout en gardant les orteils ancrés au sol, puis abaisser et relever vos talons plusieurs fois pour solliciter le soléaire.

Discret et facile à réaliser pendant une journée de travail, ce mouvement réduit le risque de douleurs musculaires, souvent liées à la position assise prolongée[16], et agit en prévention des problèmes circulatoires. De plus, les *soleus* push-ups peuvent aider à renforcer les jambes, notamment les mollets, et à améliorer l'endurance musculaire, ce qui est particulièrement bénéfique pour les personnes travaillant dans un environnement de bureau. Ils ne nécessitent pas d'équipement, ce qui en fait un excellent moyen de maintenir une bonne condition physique sans perturber la routine professionnelle !

Après-midi : boost d'énergie

- **Burpees modifiés** (1-2 minutes) : Ajoutez des sauts doux ou gardez les pieds au sol.
- **Fentes sur place** (1 minute) : Favorisent l'équilibre et renforce les jambes.
- **Montées de genoux** (1 minute) : Réveillent le cœur rapidement.

Dans la vie courante : intégration naturelle

- **Montez les escaliers** à chaque occasion : 1-2 minutes suffisent pour un boost cardiovasculaire.
- **Poussez les talons dans le sol** lorsque vous êtes debout (file d'attente, transports) : Améliore la stabilité et active les muscles postérieurs.
- **Marche rapide** : Profitez de chaque trajet pour marcher à un rythme soutenu.

---

16. Marc T. Hamilton, Deborah G. Hamilton, Theodore W. Zderic, A potent physiological method to magnify and sustain soleus oxidative metabolism improves glucose and lipid regulation, *iScience*, 2022. https://pubmed.ncbi.nlm.nih.gov/36034224/.

Soirée : relaxation active

- **Planche** (1 minute) : Engage tout le corps et renforce les muscles centraux.
- **Étirements dynamiques** : Balancez les jambes ou faites des rotations du tronc (1-2 minutes).
- **Respiration profonde couplée à des mouvements lents** : Détend le système nerveux tout en maintenant une légère activité physique.

Ces exercices courts sont parfaits pour ceux qui manquent de temps ou n'aiment pas les longues séances de sport. En les accumulant sur une journée, vous obtiendrez des effets comparables à une activité plus structurée. Essayez !

Le rôle et les bienfaits des entraînements en zone 2 et en zone 5

Lorsqu'on parle d'entraînement physique, il est essentiel de comprendre que le corps fonctionne à différentes intensités, et ces différentes intensités peuvent avoir des effets variés sur la santé et la performance. L'entraînement en zone 2 et en zone 5 sont deux concepts souvent évoqués par les experts du sport. Chaque zone correspond à une plage spécifique de fréquence cardiaque, qui détermine l'intensité de l'effort fourni. Chacune de ces zones apporte des bénéfices spécifiques que tout sportif, qu'il soit débutant ou confirmé, peut exploiter pour améliorer sa forme physique. Voyons de plus près de quoi il s'agit, comment les appliquer et quels avantages elles offrent.

Zone 2 : L'endurance et la combustion des graisses

La zone 2 est souvent appelée la « zone d'endurance fondamentale ». Elle correspond à un effort modéré, où le rythme cardiaque représente environ 60 à 70 % de votre fréquence cardiaque maximale (soit 220 pulsations/minute). Il se calcule

ainsi : 220-votre âge. Par exemple, à 40 ans, comptez 220-40 = 180 pulsations/minute.
À cette intensité, vous pouvez maintenir un effort pendant de longues périodes tout en restant capable de parler sans être trop essoufflé. Cette zone est idéale pour améliorer l'efficacité cardiovasculaire et développer l'endurance de base.

Les bienfaits de l'entraînement en zone 2

- **Amélioration de la capacité aérobie :** En restant dans cette zone, le corps apprend à utiliser l'oxygène plus efficacement, ce qui améliore la capacité à fournir de l'énergie de manière prolongée.
- **Brûlage des graisses :** Cette zone est particulièrement efficace pour la combustion des graisses, car à une intensité modérée, le corps utilise les graisses comme principale source d'énergie.
- **Récupération active :** L'entraînement en zone 2 est idéal lors des séances de récupération active entre des entraînements plus intenses. Il favorise la circulation sanguine sans surcharger le système.

Quelques exemples d'exercices en zone 2

- **Course à pied légère ou jogging** à une vitesse confortable.
- **Cyclisme modéré**, où vous pouvez maintenir un rythme constant sur de longues distances.
- **Randonnée ou marche rapide** à un rythme soutenu.

La mise en application

Si vous êtes un débutant ou si vous cherchez à améliorer votre endurance, vous pouvez commencer à faire 30 à 45 minutes d'exercices modérés (course, vélo, natation) 2 à 3 fois par semaine. L'objectif est de maintenir une fréquence cardiaque dans la zone 2, tout en étant capable de maintenir une conversation sans difficulté. Ces séances devraient être régulières, car elles favorisent un développement lent mais solide de la condition physique.

Zone 5 : La puissance et la performance maximale

À l'opposé de la zone 2, la zone 5 est une zone d'intensité élevée, correspondant à 90 à 100 % de votre fréquence cardiaque maximale. Dans cette zone, l'effort est intense, et vous vous trouvez au seuil de votre capacité physique. Les exercices effectués dans cette zone sont courts mais très intenses, ce qui pousse votre corps à ses limites. C'est ici que vous travaillez vraiment votre explosivité et votre capacité à générer de la puissance.

Les bienfaits de l'entraînement en zone 5

- **Amélioration de la puissance anaérobie :** Travailler en zone 5 développe la capacité du corps à effectuer des efforts courts et intenses, en utilisant principalement le système anaérobie, qui ne dépend pas de l'oxygène.
- **Accélération du métabolisme :** L'intensité de l'exercice en zone 5 entraîne un effet appelé « afterburn » (ou EPOC, excès de consommation d'oxygène post-exercice), qui signifie que vous continuez à brûler des calories après l'entraînement, même au repos.
- **Augmentation de la capacité de sprint :** Cette zone est cruciale pour les sports nécessitant des efforts explosifs et répétés, comme le football, le basketball ou la course de sprint.

Quelques exemples d'exercices en zone 5

- **Sprints :** Courir à pleine vitesse pendant 20 à 30 secondes, suivis de 1 à 2 minutes de repos.
- **Entraînement par intervalles à haute intensité (HIIT) :** Alternance de phases d'effort intense (sauts, burpees, courses rapides) et de courtes périodes de récupération.

- **Montées en côtes ou sprints sur vélo :** Travailler en montée ou contre résistance sur une machine, en poussant à fond pendant de courtes périodes.

La mise en application

L'entraînement en zone 5 est plus adapté aux personnes ayant déjà une base d'endurance solide et cherchant à améliorer leur puissance et leur performance. Il est important de ne pas trop en abuser, car des sessions trop fréquentes peuvent entraîner de la fatigue ou des blessures. Pour commencer, 2 à 3 sessions par semaine d'intervalles à haute intensité (HIIT) ou de sprints courts suffisent pour maximiser les bénéfices sans risquer le surmenage.

Combiner les zones pour un entraînement complet

L'un des meilleurs moyens d'améliorer la condition physique générale est de combiner les entraînements en zones 2 et 5. En effet, ces deux types d'entraînement sont complémentaires. La zone 2 développe l'endurance et la capacité cardiovasculaire, tandis que la zone 5 optimise la puissance et la performance explosive. Une combinaison judicieuse pourrait être, par exemple, une semaine où vous réalisez deux à trois séances en zone 2 pour travailler votre endurance, accompagnées d'une ou deux sessions d'entraînement par intervalles en zone 5 pour stimuler vos capacités de puissance.

Une semaine d'entraînement

- **Lundi :** Course en zone 2 (45 minutes)
- **Mercredi :** HIIT (alternance de sprints en zone 5 avec repos)
- **Vendredi :** Vélo en zone 2 (45 minutes)
- **Dimanche :** Sprints en côte en zone 5 (5 à 10 répétitions)

Ce type de programme permettra de maximiser vos résultats tout en évitant les risques de blessure. Vous offrirez à votre corps à la fois des efforts longs et modérés et des efforts courts et intenses.

CHAPITRE 3

AMÉLIORER SON HYGIÈNE DE VIE

Nous avons exploré les piliers de la longévité : une alimentation équilibrée et un mouvement quotidien. Mais le voyage ne s'arrête pas là ! Le sommeil, ce gardien silencieux de votre jeunesse, et le stress, souvent perçu comme un ennemi, peuvent devenir vos meilleurs alliés pour ralentir le vieillissement. Découvrez comment transformer ces éléments clés en atouts puissants pour vivre plus longtemps, en meilleure santé et avec une vitalité inébranlable.

Optimiser son environnement pour un mode de vie sain : la clé d'un changement durable

Adopter un mode de vie sain ne repose pas uniquement sur la volonté ou la discipline. Bien souvent, les tentatives de changement échouent non pas par manque de motivation, mais parce que l'environnement dans lequel nous évoluons ne facilite pas ces nouvelles habitudes. C'est ici qu'intervient un principe clé de l'ergonomie comportementale : la **friction**.

La friction, en ergonomie, désigne tout élément qui complique ou ralentit une action. Plus une action nécessite d'efforts, plus elle a de chances d'être abandonnée au profit d'une alternative plus simple. À l'inverse, si un comportement est fluide et naturel à exécuter, il devient automatique et durable. C'est ainsi que nos comportements quotidiens sont en grande partie influencés par la manière dont notre environnement est structuré.

Prenons un exemple concret : si vous souhaitez consommer plus de fruits, il est bien plus efficace de les placer en évidence sur votre table plutôt que cachés dans le réfrigérateur. De la même manière, si vous voulez réduire votre consommation d'aliments ultra-transformés, il suffit souvent de ne pas les avoir chez soi pour que leur consommation devienne une exception plutôt qu'une habitude.

Cette logique s'applique à tous les domaines de la vie. Pour faire plus de sport, il est utile de préparer ses affaires la veille ou d'aménager un petit espace dédié à l'exercice chez soi. Pour mieux dormir, réduire la lumière bleue en soirée et ranger son téléphone loin du lit diminue la tentation de scroller avant de dormir.

Ainsi, un mode de vie sain ne devrait pas être une lutte quotidienne contre la tentation, mais le fruit d'un cadre de vie intelligemment pensé. Adapter son environnement, c'est mettre toutes les chances de son côté pour que les comportements bénéfiques deviennent naturels, presque automatiques, et surtout durables.

Quelques applications pratiques simples

1. Organiser sa cuisine pour privilégier des choix alimentaires sains

- **Disposition des aliments.** Placez les fruits, légumes et aliments sains à portée de vue (par exemple, dans un bol sur le comptoir ou en haut du réfrigérateur) et rangez les aliments transformés ou sucrés hors de portée.
- **Ustensiles.** Remplacez les grandes assiettes par des assiettes plus petites pour contrôler les portions.

2. Installer un éclairage naturel ou des ampoules adaptées

- **Exposition à la lumière.** Améliorez l'accès à la lumière naturelle ou utilisez des ampoules imitant la lumière du jour pour réguler votre rythme circadien et améliorer votre humeur.
- **Luminothérapie.** Ajoutez une lampe de luminothérapie dans les zones où vous passez beaucoup de temps en hiver.

3. Créer des espaces dédiés à l'activité physique

- **Coin d'exercice.** Aménagez un espace dans votre maison avec un tapis de yoga, des haltères ou des élastiques, et placez-les de manière visible pour encourager leur utilisation.
- **Aménagement extérieur.** Ajoutez des équipements simples comme un banc pour des exercices ou un panier de basketball dans la cour.

4. Optimiser le mobilier pour encourager le mouvement

- **Bureau ajustable.** Utilisez un bureau réglable pour alterner entre positions assise et debout.
- **Chaises dynamiques.** Optez pour des chaises ergonomiques ou des ballons suisses qui encouragent une posture active.

5. Introduire des plantes dans son espace

- **Purification de l'air.** Ajoutez des plantes d'intérieur comme le pothos ou le palmier d'Areca pour améliorer la qualité de l'air.
- **Réduction du stress.** Placez des plantes visibles dans les zones de travail ou de repos pour créer un environnement apaisant.

6. Réduire les distractions numériques

- **Zones sans écrans.** Supprimez les télévisions ou les écrans des chambres à coucher pour améliorer le sommeil.
- **Applications de blocage.** Installez des minuteries ou des fonctions de contrôle parental sur les appareils pour limiter les distractions.

7. Adapter l'environnement sonore

- **Bruit blanc ou sons naturels.** Utilisez des générateurs de bruit blanc ou des sons naturels pour améliorer la concentration ou favoriser un sommeil réparateur.
- **Réduction des nuisances.** Installez des tapis épais ou des panneaux acoustiques pour réduire le bruit ambiant.

8. Favoriser l'hydratation

- **Accessibilité.** Placez des carafes d'eau, des bouteilles réutilisables ou des distributeurs d'eau dans les zones où vous passez du temps.
- **Infusions visibles.** Préparez des infusions de fruits ou de plantes pour les rendre plus attractives que les boissons sucrées.

9. Améliorer la qualité de l'air

- **Purificateur d'air.** Installez un purificateur dans les zones urbaines ou dans les pièces où vous passez beaucoup de temps.
- **Aération.** Optimisez les systèmes de ventilation ou aérez les pièces quotidiennement pour évacuer les polluants intérieurs.

10. Créer des routines de sommeil via l'aménagement

- **Obscurité complète.** Installez des rideaux occultants pour éliminer toute lumière pendant la nuit.
- **Horloge visuelle.** Ajoutez une lampe de réveil qui simule un lever de soleil pour un réveil plus naturel.

Préserver un sommeil de qualité malgré les années

Le sommeil joue un rôle très important pour notre santé physique, pour notre longévité, mais aussi pour nos fonctions cognitives et notre santé mentale. Lorsque nous avons eu une bonne nuit de sommeil, nous avons bien récupéré, nos cellules, nos tissus, nos muscles sont réparés, régénérés, et nous sommes en forme et de bonne humeur pour affronter la journée.

À quoi ça sert de dormir ?

Le sommeil est essentiel pour rester en bonne santé, mais depuis les années 1970, le temps que nous lui consacrons a considérablement diminué. Aujourd'hui, nous dormons en moyenne une heure et demie de moins qu'il y a cinquante ans. Pourtant, le manque de sommeil ne se résume pas à une simple fatigue ou une mauvaise humeur. Il agit comme un facteur aggravant de nombreux problèmes de santé, en contribuant à l'inflammation chronique et au stress oxydatif. Ce déficit peut aussi augmenter le risque de développer des maladies graves, comme l'obésité, le diabète de type 2, l'hypertension, la dépression ou encore les troubles cardiovasculaires.

Bien dormir est donc essentiel pour préserver notre santé.

Sur le plan physique, un sommeil suffisant permet au corps d'être au meilleur de sa forme. Il améliore le tonus et l'énergie, renforce le système immunitaire, favorise la récupération musculaire et tissulaire, régénère les cellules et protège le cœur et les artères. Il contribue également à une régulation efficace de la température corporelle et à un métabolisme équilibré, indispensable pour une gestion optimale du poids et de l'énergie.

Sur le plan mental, le sommeil joue un rôle tout aussi crucial. Il aide à maintenir une bonne humeur, améliore nos capacités de réflexion, de concentration et de mémorisation, et facilite l'apprentissage. En dormant suffisamment, nous devenons plus vigilants, mieux préparés à gérer nos émotions et à faire face au stress.

Cependant, un mauvais équilibre peut avoir des effets négatifs à long terme. Une diminution chronique du temps de sommeil fatigue le corps, altère les fonctions cognitives et accroît le risque de maladies chroniques. À l'inverse, **un excès de sommeil, dépassant régulièrement les neuf ou dix heures par nuit, peut également poser problème**. Cela peut être le signe d'un souci de santé sous-jacent, comme une maladie chronique ou un état inflammatoire, et nécessite une attention particulière.

En résumé, le sommeil est un pilier fondamental de la santé et de la longévité. Trouver un équilibre, généralement entre sept et neuf heures par nuit pour la plupart des adultes, est indispensable pour protéger le corps et l'esprit. Prioriser le sommeil, c'est investir dans sa vitalité et dans une vie plus longue et plus épanouie.

Mais alors, quelle est la durée de sommeil idéale ?

La bonne quantité...

Eh bien, il n'y en a pas ! Le sommeil est essentiel, mais sa durée idéale varie d'une personne à l'autre. Il n'existe pas de valeur universelle : **la durée idéale est celle qui vous permet d'être en pleine forme, physiquement et mentalement.**

En moyenne, les adultes ont besoin de sept à neuf heures par nuit, d'où le raccourci souvent fait de « huit heures », représentant environ un tiers de notre vie passé à dormir. Nos besoins en sommeil sont en grande partie déterminés par la génétique : certains naissent « petits dormeurs » (moins de six heures) quand d'autres sont « gros dormeurs » (plus de neuf heures). Cependant, des facteurs externes comme l'hygiène de vie, les horaires de travail (notamment irréguliers ou de nuit), le stress, les écrans ou encore l'âge perturbent souvent notre horloge biologique.

Avec l'âge, le sommeil devient plus léger et moins récupérateur : le temps d'endormissement s'allonge, les réveils nocturnes augmentent, et le sommeil profond, essentiel à la récupération, tend à diminuer au profit d'un sommeil plus superficiel. Ce sommeil perturbé peut aggraver des problèmes de santé, comme l'insulino-résistance, augmentant les risques de maladies cardiovasculaires, de diabète de type 2 ou d'obésité.

Dormir moins de six heures par nuit est associé à de nombreux risques : inflammation, troubles métaboliques, maladies cardiovasculaires, prise de poids, troubles anxieux ou dépressifs, irritabilité et baisse de la vigilance, pouvant conduire à des accidents[1]. À l'inverse, un excès de sommeil (plus de neuf heures par nuit) est également corrélé à des pathologies chroniques, à l'obésité et à la dépression, bien que cela puisse refléter des problèmes de santé sous-jacents. Ainsi, trouver un équilibre entre qualité et quantité de sommeil est essentiel pour préserver une bonne santé physique et mentale tout au long de la vie.

Le facteur circadien

Notre organisme fonctionne selon un rythme interne d'environ vingt-quatre heures, appelé rythme circadien, qui alterne naturellement les phases d'éveil et de sommeil en réponse au cycle jour/nuit. Cette horloge biologique est principalement régulée par l'alternance lumière/obscurité, un synchroniseur clé aussi appelé « zeitgeber ». La lumière du jour, en particulier celle du matin, ajuste notre horloge interne et favorise la sécrétion d'hormones comme le cortisol, qui aide au réveil. Le soir, l'obscurité stimule la production de mélatonine, une hormone essentielle pour induire et maintenir le sommeil.

Cependant, une faible exposition à la lumière naturelle le matin ou, au contraire, une forte exposition à la lumière artificielle, notamment celle émise par les écrans (lumière bleue), le soir, peut perturber ce cycle. Ces déséquilibres peuvent dérégler notre horloge biologique, nuire à la qualité de notre sommeil et avoir des répercussions sur notre santé globale. Premier réflexe qui en découle : s'exposer dès le réveil à la lumière naturelle et le soir, baisser les lumières… des lampes, mais aussi de nos écrans dont la lumière bleue affole notre rétine. Nous y reviendrons.

1. Claire E. Kim, Sangah Shin *et al.*, Association between sleep duration and metabolic syndrome: a cross-sectional study, *BMC Public Health*, 2018. https://pubmed.ncbi.nlm.nih.gov/29895272/.

LA FAUTE À LA GHRÉLINE ?

Lorsque nous perturbons notre rythme de sommeil, par exemple en accumulant une dette de sommeil, nous déséquilibrons les hormones impliquées dans la régulation de l'appétit, notamment la ghréline et la leptine. Le manque de sommeil provoque une augmentation de la ghréline, l'hormone qui stimule la faim, et une diminution de la leptine, l'hormone qui signale la satiété. En conséquence, notre organisme perçoit un besoin accru de nourriture, même si nos besoins réels ne sont pas augmentés, ce qui nous pousse souvent à consommer davantage d'aliments caloriques. À long terme, cela peut favoriser une prise de poids, ainsi que des risques accrus de diabète, obésité et troubles métaboliques.

Le sommeil joue donc un rôle essentiel dans la régulation de notre métabolisme énergétique et dans la prévention des maladies cardiovasculaires, en plus d'être un facteur clé pour maintenir un poids santé.

La sieste : une bonne idée ?

En vieillissant, la sieste peut nous aider à rester en meilleure forme tout au long de la journée, mais **elle doit être bien gérée pour être bénéfique**.
Pour une sieste efficace, il est recommandé de la faire après le déjeuner et de ne pas dépasser 20 à 30 minutes. Une sieste plus longue peut entraîner des troubles du sommeil nocturne pour certaines personnes, notamment celles ayant un sommeil fragile, et pourrait maintenir un cercle vicieux : dormir mal la nuit, compenser avec des siestes longues, puis dormir à nouveau mal. De plus, des siestes prolongées (plus d'une heure) sont parfois associées à un risque accru de maladies cardiovasculaires, bien que cela puisse être lié à des problèmes de santé sous-jacents.
En revanche, une sieste courte offre de nombreux avantages : elle réduit le stress, améliore l'humeur, aide à compenser une dette de sommeil, et augmente la productivité en favorisant un état de vigilance accru. Bien qu'elle n'ait pas d'effet direct

démontré sur la digestion, elle peut contribuer à une relaxation générale après un repas.
Les siestes sont d'ailleurs ancrées dans les cultures des régions chaudes, notamment dans les zones bleues comme la Sardaigne, Ikaria ou Nicoya, où elles coïncident avec les heures les plus chaudes de la journée. Elles gagnent également en popularité dans des pays comme les États-Unis, le Japon ou la Scandinavie, où certaines entreprises encouragent désormais leurs employés à faire des siestes en aménageant des espaces propices. Ce temps de repos, perçu initialement comme une perte de temps, est largement compensé par une productivité accrue après la sieste.
Dans cette même optique, de nombreuses entreprises intègrent aujourd'hui des espaces de sport, des cuisines ou des zones de détente dans leurs locaux pour améliorer le bien-être et la qualité de vie au travail de leurs employés.

… et surtout la qualité

Le nombre d'heures de sommeil est important, mais sa qualité l'est tout autant, car **notre sommeil est composé de cycles successifs, chacun comportant plusieurs phases** : **le sommeil lent (léger et profond)**, qui permet de récupérer physiquement, et **le sommeil paradoxal**, qui favorise la récupération mentale et les rêves. Pendant une nuit de huit heures, environ 50 à 60 % de notre temps est passé en sommeil lent et 20 à 25 % en sommeil paradoxal, les proportions variant au fil de la nuit.
Se réveiller en plein sommeil paradoxal ou profond peut rendre le réveil difficile, avec une sensation de somnolence persistante. En revanche, un réveil à la fin d'un cycle, en sommeil léger, est généralement plus agréable.

- Pour mieux **comprendre vos besoins naturels de sommeil**, essayez, lors de week-ends ou de vacances, de vous endormir et de vous réveiller sans alarme afin de repérer les moments où vous vous sentez le mieux reposé.
- Vous pouvez également **utiliser une montre connectée ou un tracker de sommeil** pour obtenir des informations

sur la durée de vos nuits, vos horaires d'endormissement et de réveil, ou encore la présence de réveils nocturnes. Bien que ces dispositifs offrent des indications intéressantes, ils restent limités dans leur capacité à détecter avec précision les différentes phases de sommeil (lent ou paradoxal), comparé à un examen clinique comme la polysomnographie.

Des études[2] ont montré que se coucher tôt dans la nuit, en phase avec son rythme circadien, peut favoriser un sommeil de meilleure qualité, avec une augmentation des phases de sommeil lent profond, essentielles à la récupération physique. Cela s'explique par le fait que notre rythme circadien est influencé par l'alternance naturelle de la lumière et de l'obscurité, qui régule la sécrétion de mélatonine, l'hormone du sommeil.

Dormir après la tombée de la nuit et se lever avec le jour permet de s'aligner avec ce rythme naturel.

Ce mode de vie est encore observé chez certaines populations rurales, comme les agriculteurs et les paysans, qui organisent leur journée en fonction du lever et du coucher du soleil. De la même manière, les animaux suivent des rythmes circadiens adaptés à leur environnement, qu'ils soient actifs le jour ou la nuit.

LA MÉDECINE CIRCADIENNE : UNE VOIE PROMETTEUSE ?

Un nouveau domaine de recherche, appelé **médecine circadienne**, explore les interactions entre le rythme circadien, le mode de vie et le vieillissement. Les perturbations chroniques de ce rythme,

2. William R. McMahon, Suzanne Ftouni *et al.*, The impact of structured sleep schedules prior to an in-laboratory study: Individual differences in sleep and circadian timing, *PLOS*, 2020. https://rb.gy/v5vm9y.

comme celles causées par un travail de nuit ou un décalage horaire prolongé, pourraient contribuer à un vieillissement accéléré, en altérant les processus cellulaires et métaboliques essentiels.

Les chercheurs s'intéressent également à la **chronothérapie**, qui consiste à administrer des traitements à des moments précis de la journée pour maximiser leur efficacité et minimiser leurs effets secondaires. Par exemple, des études précliniques explorent l'idée d'utiliser des molécules hypoglycémiantes à des horaires spécifiques pour mimer les effets bénéfiques de la restriction calorique sur la santé et la longévité.

Dans ce contexte, le concept de *fast-mimicking diet* (FMD) se distingue. Ce régime, conçu pour imiter les effets biologiques du jeûne, réduit l'apport calorique sur une période limitée afin d'activer des processus comme l'autophagie, qui favorisent la santé cellulaire et pourraient ralentir le vieillissement. Bien que ces approches soient encore en cours d'évaluation, elles ouvrent des perspectives prometteuses pour améliorer la santé et prolonger l'espérance de vie.

Horaires de nuit et autres décalages

Les professions avec des horaires de nuit exposent les travailleurs à un vieillissement prématuré[3]. Cette accélération est due à une combinaison de perturbations circadiennes, de mauvais sommeil, de stress chronique, de déséquilibres hormonaux et de risques métaboliques accrus. Pour limiter ces effets, il est recommandé d'adopter des stratégies spécifiques comme :

- Maximiser l'exposition à la lumière naturelle pendant les heures de veille.
- Dormir dans une pièce sombre et fraîche pour favoriser le sommeil diurne.
- Adopter une alimentation équilibrée et garder un rythme régulier autant que possible.

3. Eliza L. Sutton *et al.*, Effects of shift work on circadian rhythms, oxidative stress, and aging, *Sleep Medicine Reviews*, 2015.

- Limiter l'exposition à la lumière bleue avant le sommeil et prendre des pauses pour reposer le corps et l'esprit.
- Réunir les bonnes conditions de sommeil.

Selon Mason et ses collaborateurs[4], même une lumière très faible (quelques lux), comme celle émise par une petite LED, un appareil en veille, un réveil luminescent ou une tablette allumée, peut perturber la qualité du sommeil chez certaines personnes. Ces sources lumineuses inhibent la production de mélatonine, l'hormone qui favorise l'endormissement et régule le cycle veille/sommeil.

De plus, les lumières extérieures, comme celles des réverbères qui passent à travers des volets ou des rideaux insuffisamment opaques, peuvent également affecter le sommeil. Les lumières émettant une forte composante bleue, comme celles des écrans, sont particulièrement perturbatrices, car elles ont un effet direct sur les récepteurs de la rétine responsables de la régulation des rythmes circadiens.

Selon Greco et ses collaborateurs[5], le port d'un masque pour les yeux pendant le sommeil peut améliorer la qualité du sommeil en réduisant l'exposition à la lumière ambiante. **Un sommeil plus profond et réparateur favorise une meilleure récupération cognitive**, ce qui se traduit par des performances améliorées le lendemain, comme une concentration et une mémoire accrues. Cela peut être particulièrement utile avant une réunion importante ou un examen.

En outre, un sommeil de qualité contribue à la plasticité cérébrale, un processus clé pour maintenir une activité cérébrale optimale. Associée à une stimulation régulière des fonctions cognitives, la plasticité cérébrale aide à prévenir certaines pathologies neurodégénératives, comme la maladie d'Alzheimer, et à entretenir la longévité en préservant la santé cognitive.

---

4. Ivy C. Mason, Daniela Grimaldi *et al.*, Light exposure during sleep impairs cardiometabolic function, *Proc* Natl Acad Sci U S A, 2022. https://pubmed.ncbi.nlm.nih.gov/35286195/.
5. Viviana Greco, Damiana Bergamo *et al.*, Wearing an eye mask during overnight sleep improves episodic learning and alertness, *Sleep*, 2023. https://doi.org/10.1093/sleep/zsac305.

L'environnement du sommeil est donc très important. Comment vous assurer de réunir toutes les conditions propices ? *Exit* la pollution du sommeil !

- **Prenez le temps d'aérer votre chambre et votre linge de lit** chaque matin pendant une quinzaine de minutes.
- **Changez vos draps toutes les semaines et vos oreillers tous les six mois** pour ne pas dormir avec plein de colocataires (acariens, champignons, bactéries…) qui s'invitent avec l'humidité dégagée notamment par votre sueur nocturne, d'où l'utilité de ne pas rabattre ses draps ou sa couette tant que vous n'avez pas aéré… Un adulte transpire environ 100 litres de sueur par an dans ses draps !
- **Pratiquez le sport de préférence le matin ou en journée**, évitez le soir pour ne pas augmenter l'adrénaline ou votre température interne ou alors privilégiez des activités relaxantes.
- **Ne passez pas votre journée dans votre lit**, même pour travailler ! La chambre doit être réservée, au sommeil.
- **Dînez léger** – aliments riches en amidon comme le riz, les pâtes, les pommes de terre, et glucides comme les légumineuses et céréales complètes – et tôt, si possible deux à trois heures avant le coucher. Les aliments riches en magnésium (fruits secs, chocolat) et en tryptophanes (banane, produits laitiers) favoriseraient le sommeil.
- **Évitez les excitants après 16 heures** (café, thé, alcool…).
- Aux premiers signes de fatigue, ne luttez pas, **allez vous coucher !** Et tant pis si vous manquez la fin du film !
- **Veillez à ce que la température de la chambre ne soit ni trop basse ni trop haute.** Le sommeil est meilleur dans une chambre relativement fraîche. Vous avez sûrement remarqué que les jours de canicule, vous dormez plutôt mal. Réglez votre thermostat à 18 °C maximum dans la chambre.
- **Mettez le bémol sur les activités stimulantes :** sport ou travail avant de vous coucher, mais aussi scroll sur les écrans, même en mode nuit !

- **Couchez-vous entre 22 heures et minuit** pour favoriser un meilleur sommeil.
- **Sacralisez votre coucher :** installez une routine (par exemple une tisane, suivie d'une douche tiède, de lecture dans le lit…).
- **Créez une atmosphère agréable dans votre chambre** qui doit être un havre de calme : des murs blancs ou bleus, du linge de lit frais et confortable, dans des matières respirantes, un éclairage doux et chaleureux…
- **Essayez de ne pas apporter dans votre lit vos soucis**, vos pensées négatives ; vous pouvez les coucher sur papier dans un joli carnet que vous laisserez sur votre table de nuit, par exemple pour ne pas polluer votre sommeil. Le fait d'avoir cette démarche active de poser par écrit ses sources de stress permettrait de s'en libérer, de les abandonner au moment du coucher. Faites la chasse au stress (voir plus d'astuces page 164).
- **Isolez votre chambre de la pollution sonore** (par exemple, en portant des boules Quiès ou autres protections auditives pour ne plus entendre les bruits alentour, y compris les ronflements de votre partenaire) et de la pollution visuelle (en ayant des volets ou rideaux occultants, mais aussi en portant un masque de nuit). Glamour, vous avez dit glamour ?
- Saviez-vous que la luminosité d'une tablette correspond à 100 fois l'intensité de la lumière d'une pleine lune ? Alors, au moins une heure avant de dormir, **réglez la luminosité de vos écrans** en la baissant, voire activez le mode Night Shift, qui passe automatiquement les couleurs de l'écran en couleurs plus chaudes une fois la nuit tombée pour nous aider à améliorer la qualité de notre sommeil. En réduisant ou en évitant la lumière bleue, vous déjouez le leurre subi par votre rétine qui croit que vous êtes en plein jour et qui inhibe la sécrétion de mélatonine, l'hormone du sommeil.

- **Essayez de vous coucher et de vous lever tous les jours aux mêmes heures.** Pour bien dormir, la régularité est très importante : le week-end, si le besoin s'en fait sentir, vous pouvez décaler votre lever et votre coucher d'une heure, mais guère plus pour garder votre rythme de sommeil. Une grasse matinée occasionnelle, en revanche, peut être bénéfique pour récupérer après un manque de sommeil. Mais dormir plus de neuf heures de manière régulière est associé à un risque accru de maladies cardiovasculaires, de même qu'à des pathologies comme le diabète et l'obésité.
- **En cas de réveil nocturne et d'incapacité à vous rendormir au bout d'une vingtaine de minutes, levez-vous et pratiquez une activité peu stimulante** dans une ambiance lumineuse faible jusqu'aux premiers signes du nouveau cycle de sommeil.

LA TÊTE AU NORD ?

Saviez-vous que l'orientation de votre lit pourrait influencer la qualité de votre sommeil ? Une étude scientifique[6] a exploré comment la position de notre tête pendant le sommeil impacte notre activité cérébrale. Les chercheurs ont découvert que dormir avec la tête orientée vers le nord peut favoriser un sommeil plus profond et réparateur, tandis que d'autres orientations pourraient entraîner des variations dans les cycles de sommeil. Bien que cela semble tiré du Feng Shui[7], la science suggère que le champ magnétique terrestre pourrait jouer un rôle dans ce phénomène fascinant ! Alors, pourquoi ne pas tester ?

6. Amin Hekmatmanesh, Maryam Banaei *et al.*, Bedroom Design Orientation and Sleep Electroencephalography Signals, *Information Acta Medica International*, 2019. https://rb.gy/e5rqmo.
7. Jin ZiKai, Juan Yi-Kai, Is Fengshui a science or superstition? A new approach combining the physiological and psychological measurement of indoor environment, *Building and Environment*, 2021. https://doi.org/10.1016/j.buildenv.2021.107992.

Apprendre à gérer son stress

Qui peut se targuer de ne pas être stressé ? Mal du siècle, surtout dans nos sociétés occidentales, le stress n'est pourtant pas un ennemi absolu : il est même très utile à notre survie pour réagir en cas de danger. C'est quand il s'installe dans la durée qu'il a des effets négatifs sur notre santé. Alors que faire pour se prémunir de l'excès de stress chronique, devenu un problème de santé publique ? Parce qu'agiter des mantras, se répéter que cela ne sert à rien de stresser est facile, mais arriver à faire en sorte que ça marche, beaucoup moins !

Un mécanisme naturel d'adaptation

Aujourd'hui, le terme de **stress** est souvent utilisé comme synonyme d'**anxiété**, renvoyant au stress à l'échelle psychologique. Cependant, le stress, au sens initial, est un mécanisme biologique naturel d'adaptation permettant à l'organisme de répondre à des contraintes environnementales. Cette réponse physiologique, connue sous le nom de *fight or flight* (combattre ou fuir), est déclenchée par le système nerveux sympathique face à une menace perçue. Elle permet de mobiliser les ressources nécessaires pour fuir un danger ou l'affronter, qu'il soit physique, psychologique, réel ou anticipé. Il est donc important de rappeler que le stress est une réponse essentielle à la survie, sans laquelle nous n'existerions pas. Toutefois, un stress prolongé ou mal géré peut avoir des effets délétères sur la santé. Mais au-delà de l'aspect évolutionnel, de l'aspect nécessaire et pratique du stress qui nous permet de nous protéger d'une menace, nous savons aujourd'hui qu'avoir trop de stress nous fait vieillir plus vite[8] – il n'y a qu'à regarder les photos avant/après quinquennat de nos présidents de la République : ils ont bien souvent pris quinze ans en cinq ans. C'est parce qu'après la première phase de stress apparaît une deuxième phase et parfois une troisième phase, moins sympathique que les deux premières…

8. Christophe Longpré-Poirier, Jade Dougoud *et al.*, Sex and gender and allostatic mechanisms of cardiovascular risk and disease, *Canadian Journal of Cardiology*, 2022. https://pubmed.ncbi.nlm.nih.gov/36150584/.

Selon Hans Selyre, et son modèle

La première phase, dite d'alarme, est de courte durée. Elle apparaît en réaction immédiate à un agent stresseur. Notre corps mobilise ses ressources en activant le système nerveux sympathique et en sécrétant des hormones telles que l'adrénaline et le cortisol. Cette mobilisation nous prépare à réagir rapidement en « combattant ou fuyant » la menace. L'organisme est alors en pleine alerte, prêt à répondre efficacement.

La deuxième phase, dite de résistance, survient si le stress persiste. Elle reflète l'adaptation de notre corps, qui compense et tente de maintenir l'équilibre en régulant ses systèmes métaboliques et hormonaux. Cependant, cette adaptation a un coût énergétique important, et l'organisme reste en état de vigilance prolongée.

Si le stress devient chronique et dépasse les capacités de régulation de notre corps, on entre dans **la troisième phase**, dite d'épuisement. À ce stade, les ressources de l'organisme s'effondrent, ce qui entraîne des troubles divers : insomnies, troubles de l'appétit, anxiété, dépression, affaiblissement du système immunitaire, inflammations chroniques, maladies cardiovasculaires (comme l'infarctus), et même un vieillissement prématuré dû au raccourcissement des télomères, ces structures protectrices des chromosomes.

Vous comprenez aisément que les deux premières phases sont normales, physiologiques, qu'elles ont des effets positifs – c'est le stress qui nous permet de mobiliser toutes nos ressources pour boucler un dossier en urgence au travail par exemple – quand la troisième phase peut nous conduire à l'épuisement voire au *burn-out*.

Pourtant, à l'inverse, ne connaître aucun stress engendrerait… un vieillissement prématuré. Une information surprenante, voire contre-intuitive, non ? On entend si souvent que le stress nous fait des cheveux blancs ! *A contrario*, en diminuant le stress, en le maintenant à un stade normal, physiologique, on arrive à ralentir le vieillissement.

À nous donc de trouver le juste milieu et d'apprendre à nous servir du stress, à ne pas le subir !

LE MOMENT DE LA RETRAITE

Les études[9] montrent qu'une absence de mini-stress ou « eustress », telle que stimulation sociale, cognitive ou physique, peut accélérer le vieillissement et favoriser des troubles liés à l'âge. C'est pourquoi les médecins recommandent aux personnes à la retraite de maintenir des activités dépassant le simple cadre du loisir : avoir des responsabilités, accomplir des tâches ou s'engager pour des causes (par exemple en participant à une association, en transmettant son savoir ou en s'impliquant dans des actions humanitaires). Ces activités permettent de maintenir un esprit alerte et un sentiment d'utilité.

Par ailleurs, apprendre une nouvelle langue, pratiquer un instrument ou commencer une activité sportive sont autant de moyens de préserver sa forme physique et mentale. Ces activités introduisent une forme de mini-stress bénéfique : surmonter des défis, s'adapter à des nouveautés ou interagir avec de nouvelles personnes. Ce stress modéré, s'il est bien géré, stimule la plasticité cérébrale et renforce les capacités d'adaptation, contribuant à un vieillissement plus harmonieux.

Tempérer le stress pour n'en garder que le meilleur

Nous l'avons martelé dans le chapitre précédent : **l'activité physique est l'un des meilleurs déstressants qui soient.** En luttant contre la sédentarité, en bougeant, en étant actif, nous diminuons nos niveaux de stress. Plus vous allez avancer dans la lecture de ce livre et plus vous allez comprendre comment le contenu des chapitres s'entremêle.

En bougeant régulièrement, nous favorisons la libération d'endorphines et d'autres médiateurs comme la sérotonine et la dopamine, qui aident à réduire les niveaux de cortisol,

9. Sophie Blanchet, Samy Chikhi, Désirée Maltais, Bienfaits des activités physiques sur la santé cognitive et mentale dans le vieillissement normal et pathologique. *Gériatrie et psychologie neuropsychiatrie du vieillissement*, 2018. https://doi.org/10.1684/pnv.2018.0734.

l'hormone du stress. Ces bienfaits sur le corps et l'esprit peuvent durer plusieurs heures, voire jusqu'à une journée, ce qui explique pourquoi il est bénéfique de pratiquer une activité physique de manière régulière.
Le stress chronique, quant à lui, peut endommager les cellules en favorisant l'apparition de radicaux libres responsables du stress oxydatif, ce qui accélère le vieillissement et peut altérer l'ADN.

UNE CICATRICE TRAUMATIQUE DANS LES GÈNES

Des chercheurs ont démontré que les effets d'un traumatisme peuvent être « imprimés » dans les gènes, de génération en génération, survivant après la mort de la personne traumatisée.

De la même façon qu'une mère peut transmettre avant la naissance, *via* le placenta, des signaux métaboliques d'une alimentation déséquilibrée ou carencée, perturbant la méthylation de gènes métaboliques du fœtus, elle peut transmettre des signaux liés à la survenue d'événements qui la stressent, la dépriment ou la traumatisent. Après la naissance, un maternage perturbé entraînera des défauts dans l'expression de gènes.

Mais ce qui est plus étonnant, c'est qu'un souvenir moléculaire épigénétique vieux de plusieurs générations laisse des traces dans la méthylation de l'ADN... Prenons l'exemple d'une femme enceinte ayant vécu un traumatisme (guerre, restriction alimentaire, abus, deuil...). Ses petits-enfants pourront avoir gardé les traces épigénétiques de son stress, voire auront une « double dose » de marques épigénétiques accumulées (par leur grand-mère, puis par leur mère), comme une mémoire traumatique.

C'est ce qu'explique la professeure au Mount Sinaï à New York, Rachel Yehuda (Yehuda *et al.*, 2016), qui a montré que les descendants de survivants de l'Holocauste présentaient ces traces épigénétiques sur leurs gènes, influençant la régulation de leur stress : ces derniers présentent en effet une grande vulnérabilité au stress (altérations au niveau des récepteurs de cortisol) et sont davantage exposés à l'anxiété et aux troubles mentaux. Elle a aussi travaillé sur des personnes souffrant de stress post-traumatique (SSPT) après l'attaque du 11 septembre 2001 : les femmes enceintes à ce moment-là ont transmis à leurs enfants ce SSPT. Pour combien de générations ? La chercheuse montre heureusement dans une autre étude[10], menée sur des vétérans souffrant d'un SSPT, qu'une psychothérapie peut faire disparaître ces biomarqueurs ainsi que les symptômes, rendant réversible cette empreinte biologique.

Réguler le stress

Nous ne réagissons pas tous de la même manière face à un même stress. Prenons l'exemple d'une douche froide ou d'une exposition au froid : confrontés à ce stress thermique, notre corps active des réponses physiologiques, comme l'augmentation de la fréquence cardiaque, la libération d'adrénaline et de cortisol, et la thermorégulation. Toutefois, l'intensité de ces réactions varie selon les individus en fonction de facteurs comme leur adaptation au froid, leur vécu ou leur tolérance personnelle.

De manière générale, face à un stress environnemental, deux personnes peuvent avoir des réactions très différentes en raison de leur personnalité, leur vécu, leurs expériences passées, mais aussi leur état physique ou émotionnel, leur âge, leur genre, et même des facteurs épigénétiques. Le même facteur de stress peut donc entraîner des effets variés, tant physiologiques que psychologiques.

Ce n'est pas tant le facteur de stress lui-même qui provoque des dommages à la santé, comme l'inflammation, l'altération de l'ADN ou encore le vieillissement prématuré, mais bien la manière dont nous le percevons et y réagissons. La capacité à gérer le stress et à s'y adapter joue un rôle crucial dans la préservation de la santé et de la longévité.

10. Rachel Yehuda, Nikolaos P. Daskalakis et al., Epigenetic biomarkers as predictors and correlates of symptom improvement following psychotherapy in combat veterans with PTSD, Frontiers in Psychiatry, 2013. https://doi.org/10.3389/fpsyt.2013.00118

Face à un même stimulus, certaines personnes peuvent ressentir des effets anodins, tandis que d'autres vivent des réactions intenses, affectant leur bien-être mental et physique. Ces réactions peuvent altérer leurs interactions sociales, leur qualité de sommeil et, dans certains cas, contribuer à l'apparition ou à l'aggravation de troubles physiques. La somatisation, reconnue médicalement, désigne l'expression inconsciente et involontaire d'une souffrance psychique par des symptômes corporels. Ces symptômes, bien que réels, trouvent leur origine dans des mécanismes psychologiques et fonctionnels, plutôt que dans une pathologie organique identifiable.

Le lien entre le corps et l'esprit est fondamental : des troubles psychosomatiques peuvent générer des manifestations physiques (douleurs, troubles digestifs, fatigue) qui affectent véritablement la qualité de vie. Il est donc essentiel de prendre en compte ces interactions dans une approche globale de la santé, afin de traiter à la fois la cause psychologique et les symptômes physiques.

Un stress prolongé peut avoir des effets psychosomatiques sur notre organisme, notamment sur le système digestif et le microbiote intestinal.

Il peut, par exemple, contribuer à l'apparition ou à l'aggravation d'une hypersensibilité intestinale. Cela s'explique par les interactions complexes entre notre cerveau et nos intestins, qui communiquent *via* l'axe intestin-cerveau. Cette connexion bidirectionnelle implique le système nerveux entérique (parfois appelé le « deuxième cerveau »), le microbiote intestinal et divers systèmes de régulation (nerveux, immunitaire et hormonal).
Ainsi, un stress peut entraîner des troubles digestifs fonctionnels, comme des douleurs abdominales ou des troubles du transit. À l'inverse, des déséquilibres du microbiote intestinal ou des troubles digestifs peuvent influencer l'état psychique, contribuant à des troubles comme l'anxiété ou la dépression. Cette relation étroite souligne l'importance de prendre en

compte à la fois la santé mentale et la santé intestinale pour mieux comprendre et traiter ces problèmes.
Pour que le stress ne nous empoisonne plus, pour qu'il ne bascule pas dans la chronicité et entraîne des maux qui vont parfois jusqu'aux crises de panique et aux malaises vagaux, il existe heureusement des parades ! À vous de trouver celles qui vous font du bien, car de même que tout le monde n'est pas sensible au même stress, tout le monde n'a pas les mêmes façons de déstresser !

- **Soyez à l'écoute de votre corps**, des manifestations de votre stress pour éviter la goutte d'eau qui fait déborder le vase.
- **Pratiquez une activité physique régulière**, et si possible collective pour bénéficier de la connexion sociale.
- **Soignez votre hygiène de vie** (sommeil, temps de repos, alimentation saine...). Des études[11] montrent que les personnes qui ont une grosse consommation de produits transformés, salés et sucrés, on l'a vu, risquent de développer des maladies chroniques, mais aussi un taux beaucoup plus important de syndromes anxiodépressifs, donc d'anxiété, de stress. Financièrement et en termes de praticité, il est aujourd'hui plus facile, en France, de mal manger que de bien manger. Doit-on s'attendre à une explosion de la dégradation de la santé mentale des Français, amorcée en 2020 ?
- **Concentrez-vous sur votre respiration.** Vous avez sûrement remarqué que quand vous êtes stressé, vous respirez plus vite et plus court. En cherchant à réguler votre respiration, vous envoyez le message à votre cerveau et à votre corps que tout va bien, qu'ils peuvent déstresser... La respiration est puissante, essayez la cohérence cardiaque. Parmi les différentes approches, en voici une simple, le 3-6-5. Soit trois fois par jour six cycles respiratoires de 1 minute pendant 5 minutes.

11. Melissa M. Lane, Elizabeth Gamage *et al.*, Ultra-Processed Food Consumption and Mental Health: A Systematic Review and Meta-Analysis of Observational Studies, *Nutrients*, 2022. https://pubmed.ncbi.nlm.nih.gov/35807749/.

Vous pouvez aussi tester la respiration consciente, la méditation ou encore la respiration carrée, si efficace qu'elle est enseignée aux Marines, ce corps d'élite de l'armée américaine, sous le nom de *box breathing*, pour faire diminuer instantanément leur niveau de stress : il s'agit de respirer en carré pendant quelques minutes, 4 secondes de chaque côté de la boîte carrée :

- Expirez 4 secondes ;
- Gardez les poumons vides 4 secondes ;
- Inspirez par le nez 4 secondes ;
- Gardez l'air dans vos poumons 4 secondes ;
- Et recommencez !

Très utile en cas de grosse panique pour ralentir le rythme respiratoire !

✦ **Pratiquez des activités antistress :** une balade dans la nature, la sylvothérapie ou comment se soigner par les arbres (une pratique millénaire originaire du Japon) ou encore l'automassage, le chant, la musique, la danse, le rire et même caresser votre animal domestique. En résumé, tout ce qui peut vous aider à lâcher prise.

AVOIR UN ANIMAL NOUS FERAIT GAGNER DES ANNÉES DE VIE

Avoir un animal de compagnie peut améliorer la qualité de vie et contribuer à une meilleure santé mentale et physique, notamment grâce à la médiation animale. Ce type d'approche, utilisé dans des contextes thérapeutiques (comme l'équithérapie ou l'utilisation de chiens d'assistance), montre des effets positifs sur le bien-être : réduction du stress grâce à une diminution du cortisol, augmentation de l'ocytocine (hormone de l'attachement) et amélioration de la qualité de vie, en particulier pour les personnes isolées ou souffrant de troubles comme l'autisme.

Chez les personnes âgées, la compagnie d'un animal domestique peut favoriser un mode de vie plus actif, améliorer l'humeur, réduire l'isolement social et renforcer les interactions sociales. Ces bienfaits expliquent pourquoi les animaux sont de plus en plus présents dans les maisons de retraite. Bien que certaines études suggèrent une corrélation entre la possession d'un animal et une meilleure santé cardiovasculaire ou une réduction du risque de mortalité, ces bénéfices doivent être interprétés avec précaution, car ils dépendent de multiples facteurs.

- **Prenez des moments pour vous.** Prenez rendez-vous pour un massage, un soin ou tout simplement pour lire, voir vos amis, une expo, un film, aller marcher, ou même ne rien faire… En tout cas, une activité sans écran !
- **Déconnectez-vous.** Ultra-connectés en permanence, surstimulés, nous avons une vie plus stressante que jamais, de façon paradoxale puisque nous n'avons jamais eu autant de progrès technologiques, de confort, à notre disposition. Nous subissons un stress très spécifique dû au mode d'organisation du travail, au temps passé dans les transports, au rythme intense de nos vies, à nos horaires, à nos outils de travail qui nous inondent d'écrans et d'alertes et nous encouragent à la sédentarité, mais aussi à l'ultra-connexion qui fait que rien ne s'arrête jamais.
- **Prenez du recul**, entraînez-vous à avoir des schémas de pensées autres pour ne plus stresser pour des choses sur lesquelles vous n'avez pas de pouvoir, que vous ne pouvez modifier, vous-même. Le pouvoir de la pensée sur le corps humain est immense.
- **Ne stressez pas pour ce qui pourrait éventuellement arriver.** Nos propres pensées sont des stresseurs internes souvent bien plus importants que les stresseurs réels !
- **Supprimez les notifications qui entretiennent la FOMO** (*fear of missing out*, littéralement « la peur de rater quelque chose ») et à terme une anxiété, un mal-être, en un mot un stress : peur d'être exclu, de ne pas être

joignable, mais aussi peur des événements mondiaux négatifs relayés par l'info en continu, vingt-quatre heures sur vingt-quatre. Les personnes éprouvant ce symptôme sont addicts à leur téléphone et aux réseaux sociaux[12], elles éprouvent des pensées anxiogènes qui les empêchent de vivre pleinement leur vie.

- D'ailleurs, avez-vous testé **le mode « concentration » de votre ordinateur ou téléphone** ? Il vous permet, pendant certaines plages horaires que vous aurez préalablement définies, de ne pas être dérangé par des notifications, des mails, des SMS et autres messages provenant de réseaux (WhatsApp, Instagram, Signal...). Le fait de se déconnecter un peu permet de diminuer son stress. En coupant vos écrans, vos notifications à certains horaires, vous allez gagner en concentration et en sérénité. Vous pouvez également mettre un temps d'écran limite pour chaque application, afin de ne pas passer plus de temps sur les réseaux par exemple.
- **Informez-vous « en conscience » :** en choisissant de lire les informations (sur un journal papier ou internet) plutôt que de les regarder à la télévision, vous êtes dans une démarche active, vous lisez ce qui vous intéresse plutôt que de subir une avalanche de nouvelles toutes plus plombantes les unes que les autres, qui participe à un type de stress très pathognomonique (très spécifique d'une maladie) de notre société.
- **Faites le tri des comptes que vous suivez**, gardez uniquement ceux qui vous font du bien, pas ceux qui font passer votre vie pour plus pauvre qu'elle est en réalité. De nombreuses études ont montré une détérioration de l'humeur chez les personnes qui passent beaucoup de temps sur les réseaux. N'oubliez jamais que la plupart du temps, ce qui est montré sur les réseaux n'est pas représentatif de la vraie vie,

12. Wenfeng Wu, Liangrong Huang, Fang Yang, Social anxiety and problematic social media use: A systematic review and meta-analysis, *Addict Behav.*, 2024. https://pubmed.ncbi.nlm.nih.gov/38401423/.

c'est une vie déformée, sans parler des images retouchées, des filtres et autres artifices pour faire paraître n'importe quelle situation comme paradisiaque ou un corps comme parfait. Toutes ces images parfaites baissent notre estime de soi, en particulier quand nous sommes déjà vulnérables. Gare au mode de fonctionnement des réseaux sociaux, à leurs algorithmes qui, pour peu qu'on ait regardé un jour sombre deux ou trois contenus qui nous font du mal, vont nous proposer de nouveaux contenus dans cette direction et entretenir ainsi, indépendamment de notre volonté, nos pensées négatives. C'est ainsi que des personnes ayant pensé un jour au suicide, par exemple, risquent facilement de se retrouver dans un cercle vicieux à visionner un contenu qui leur est délétère. En revanche, si vous commencez à regarder des vidéos trop mignonnes de toutous ou de chatons, vous allez vous en voir proposer de plus en plus. *Idem* avec des sketchs humoristiques ou des démarches citoyennes, alors faites les bons choix ! Vous l'aurez compris, sur les réseaux, il y a à prendre et à laisser. En parlant de prendre, voici une astuce qui a pas mal buzzé sur les réseaux justement, preuve que le sujet du stress est bien prégnant dans nos sociétés. Elle est sans fondement scientifique, mais plutôt efficace pour diminuer instantanément son stress : il s'agit de s'asperger le visage deux ou trois fois avec de l'eau très froide.

- Enfin, si le stress impacte trop votre qualité de vie, vous pouvez **essayer une thérapie classique ou une thérapie comportementale cognitive** comme l'EMDR (pour *Eye Movement Desensitization and Reprocessing*, en français désensibilisation et retraitement par les mouvements oculaires).

En résumé, les effets du stress sur le vieillissement épigénétique sont modulés par des facteurs psychologiques, comme la résilience, ainsi que par des facteurs biologiques. La résilience psychologique – notre capacité à faire face au stress et à nous y adapter – joue un rôle clé dans la limitation des impacts négatifs du stress. De même, des stratégies visant à mieux gérer le stress (comme la méditation, l'activité physique ou un soutien social) peuvent atténuer ses effets délétères sur les mécanismes épigénétiques et le vieillissement biologique. Bien qu'il ne soit pas possible d'éliminer complètement le stress, une gestion efficace permet de réduire ses répercussions sur la santé et le vieillissement. Là aussi, une fois ces clés connues, vous avez le pouvoir d'entreprendre certaines petites modifications. Alors, par laquelle allez-vous commencer ?

Chapitre 4
ÊTRE CONNECTÉ AUX AUTRES

Voici un chapitre dont le titre peut vous sembler nébuleux. Et pourtant, ce que vous allez y découvrir pourrait bien transformer votre façon de voir la santé. Nous savons déjà que pour vivre longtemps et en bonne santé, il faut bien manger, bouger régulièrement et apprendre à gérer son stress. Ce sont des conseils que nous connaissons tous, même si, avouons-le, nous ne les appliquons pas toujours.

Mais saviez-vous qu'il existe un autre levier tout aussi puissant, souvent négligé ? Un levier capable d'allonger votre espérance de vie et de rendre chaque journée plus épanouissante : **vos relations sociales**. Oui, ces liens que vous tissez avec les autres ne sont pas seulement un bonus agréable dans la vie, ils sont essentiels : avoir des connexions humaines solides peut être aussi bénéfique pour votre santé que de renoncer à fumer ou de maintenir un poids sain. Fascinant, non ?

Et ce n'est pas tout. Il existe un autre secret : **avoir une raison de vivre**. Ce concept, appelé *ikigai* par les Japonais, est une véritable boussole intérieure. C'est ce qui vous pousse à vous lever chaque matin avec enthousiasme, ce qui donne du sens à vos actions, et ce qui nourrit à la fois votre esprit et votre corps.

Et si l'on regardait ces autres piliers de plus près ?

L'importance des liens sociaux

La littérature scientifique est claire : **l'isolement social raccourcit l'espérance de vie.** Une méta-analyse réalisée en 2015, dirigée par Julianne Holt-Lunstad[1], a même identifié

1. Julianne Holt-Lunstad, Timothy B. Smith *et al.*, Loneliness and social isolation as risk factors for mortality: a meta-analytic review, *Perspect Psychol Sci.*, 2015. https://pubmed.ncbi.nlm.nih.gov/25910392/.

l'isolement social comme un facteur de risque majeur, comparable à des risques bien connus tels que l'obésité, le tabagisme ou le manque d'activité physique. Ces résultats soulignent l'importance cruciale de maintenir des relations sociales solides pour préserver sa santé et augmenter sa longévité.

Pour J. Hong[2] du département de psychologie de l'Université de la British Columbia à Vancouver, l'isolement social réel et le sentiment de solitude n'ont pas les mêmes conséquences : l'isolement social réel entraîne plus des problèmes de santé secondaires, comme des maladies cardiovasculaires, la survenue de diabète, d'obésité, etc. Alors que se sentir seul conduit, quant à lui, davantage à des pathologies mentales, somatiques, comme la dépression pouvant aller jusqu'au suicide ou la sénilité.

Le fait d'avoir des connexions sociales solides est un facteur prédictif de longévité. Cela ralentit le vieillissement grâce à plusieurs mécanismes :

- **Un mécanisme biologique et hormonal**

  Les interactions sociales positives, où nous nous sentons appréciés, aimés et soutenus, stimulent la libération d'hormones comme les endorphines et l'ocytocine. Ces substances réduisent le stress, favorisent un état d'apaisement et renforcent notre sentiment d'utilité et de bien-être. En réduisant les niveaux de stress chronique, elles contribuent à une meilleure régulation du système immunitaire, augmentant ainsi notre résistance aux maladies. Les personnes entourées tombent souvent moins gravement malades et récupèrent plus vite.

- **Un mécanisme comportemental**

  Être bien entouré favorise une vigilance partagée : nos amis ou notre famille peuvent détecter des changements dans notre état de santé, qu'ils soient physiques ou psychiques, avant que nous les remarquions nous-mêmes. Ils peuvent également nous encourager à consulter rapidement,

2. Joanna H. Hong, Julia S. Nakamura *et al.*, Are loneliness and social isolation equal threats to health and well-being? An outcome-wide longitudinal approach, *SSM - Population Health*, 2023. https://pubmed.ncbi.nlm.nih.gov/37546381/.

conduisant à des diagnostics plus précoces, une prise en charge plus efficace et une meilleure espérance de vie. Je me souviens par exemple d'un patient qui avait été averti de l'apparition d'une lésion cutanée pigmentaire dans son dos, qu'il ne voyait pas, par sa compagne. Il s'agissait d'un mélanome à un stade débutant. Cela a permis une prise en charge précoce qui a sauvé la vie du patient !

CONNECTÉ DANS LA VRAIE VIE OU VIRTUELLEMENT, EST-CE VRAIMENT LA MÊME CHOSE ?

Les réseaux sociaux représentent-ils une véritable forme de lien social ? En d'autres termes, le fait d'avoir des « amis » virtuels ou des abonnés avec lesquels on n'échange pas réellement dans la vraie vie contribue-t-il à renforcer nos connexions sociales ? Ou, au contraire, ces liens virtuels remplacent-ils ou fragilisent-ils les relations authentiques ?

Il est important de distinguer les interactions numériques. Les conversations avec nos proches *via* des outils comme FaceTime, bien qu'imparfaites, permettent de maintenir des liens émotionnels et d'avoir des échanges significatifs, même à distance. Ces interactions ne remplacent cependant pas les échanges physiques, qui activent des mécanismes biologiques spécifiques, comme la libération d'ocytocine et de signaux non verbaux.

Les réseaux sociaux, en revanche, posent un problème différent. Souvent, les échanges y sont courts, faits de punchlines ou de commentaires rapides, et n'impliquent pas une véritable réciprocité émotionnelle. Ces interactions, bien qu'instantanées, ne reproduisent pas les mêmes bénéfices qu'une conversation approfondie face à face.

Passer l'écueil de la retraite

La retraite peut-elle représenter un danger pour notre santé mentale, cognitive et physique ? Elle constitue effectivement un point de bascule. Le passage à la retraite peut s'accompagner de changements significatifs : la perte d'une activité professionnelle, d'un réseau social de travail ou d'une reconnaissance sociale peut entraîner un isolement, une diminution de la stimulation cognitive et une baisse du bien-être psychologique. Ces facteurs peuvent augmenter le risque de mortalité et de déclin cognitif, surtout en cas d'isolement social.
Cependant, partir à la retraite de manière anticipée n'est pas forcément associé à une mortalité plus élevée.

Les personnes qui restent actives et engagées socialement après une retraite précoce maintiennent souvent une bonne santé globale.

Selon Nikolov du IZA Institute of Labor Economics, à Bonn, en Allemagne, le maintien des relations sociales à la retraite retarde le déclin cognitif[3]. Il suggère que l'engagement social peut atténuer les effets négatifs potentiels de la retraite sur la cognition, en offrant des opportunités de stimulation mentale et en renforçant le bien-être psychologique.
Des chercheurs ont mesuré les capacités cognitives de personnes socialement connectées et les ont comparées à celles de personnes isolées : ces dernières présentaient un déclin plus marqué. De façon frappante, même chez les jeunes isolés pendant une période d'un mois (par exemple, pour des missions professionnelles), on observe **un affaiblissement des facultés cognitives**. Bien que les jeunes récupèrent généralement rapidement, les seniors sont plus vulnérables à ces effets, surtout sans intervention ciblée.

3. Plamen Nikolov, Shahadath Hossain, Do pension benefits accelerate cognitive decline in late adulthood? Evidence from rural China, *Journal of Economic Behavior & Organization*, 2023. https://doi.org/10.1016/j.jebo.2022.11.025.

DES MAISONS DE RETRAITE D'UN NOUVEAU GENRE

On comprend mieux que le modèle de maisons de retraite que nous connaissons en France, à savoir une résidence un peu coupée du monde – rarement en centre-ville – n'est pas idéal. Au contraire, celles qui accueillent des animaux domestiques ou une crèche quand ce n'est pas un restaurant permettent de « rester dans l'effervescence de la vie », de mêler les seniors aux actifs. Il n'y a encore pas si longtemps, nous gardions nos aînés chez nous et leur confions des tâches légères comme l'épluchage des légumes ou encore la garde de nos jeunes enfants. Se sentant intégrés dans la vie de famille et utiles, ils gardaient leur forme physique, mais aussi leur cerveau en meilleure santé plus longtemps.

Des solutions d'un nouveau genre ont fait leur apparition aux États-Unis à la fin du xxe siècle : parmi elles, l'idée de réunir une communauté exclusive de seniors, parfois dans des quartiers ou même des villes entières, comme Sun City en Arizona qui n'accepte que des seniors (âge minimum de 55 ans) pour habitants. Dans cette ville un peu particulière, tout est organisé pour maintenir l'activité physique et les connexions sociales des personnes âgées, sous un climat agréable toute l'année ; la ville possède en effet ses propres services : centres commerciaux, de loisirs, hôpitaux, golfs, clubs en tous genres... Et les maisons proches les unes des autres offrent une proximité propice aux échanges. Encore faut-il avoir les moyens de résider à Sun City... Original, ce modèle quelque peu artificiel semblerait pourtant s'essouffler. Il laisse la place à des appartements réservés aux seniors, en ville, avec services adaptés à la clé, rompant l'isolement des structures fermées comme les EHPAD.

Le *moai*, ou le contrat d'entraide

Là encore, le modèle des zones bleues est instructif. On y observe que les seniors, *a fortiori* les centenaires, sont parfaitement intégrés dans leur village et non relégués dans un établissement particulier. Notamment sur l'île d'Okinawa où les habitants veillent traditionnellement les uns sur les autres, ce qui s'explique en partie par la vie insulaire, mais pas seulement. Ce qu'on peut remarquer là-bas, et d'une manière générale dans toutes les zones bleues, c'est la notion de *moai*. Le *moai* est un groupe de personnes ayant un intérêt, un passe-temps commun – amis d'enfance, collègues, amateurs de peinture, passion pour les échecs, etc. – qui se retrouvent pour échanger et communiquer tous ensemble, et ainsi **nourrir des liens étroits**. Cette appartenance à un ou plusieurs *moai* permet un soutien mutuel, une entraide qui peut être psychologique, mais aussi matérielle et financière. C'est comme un contrat d'assistance à vie garantissant, ou presque, une meilleure espérance de vie !

On retrouve ce genre d'initiative mettant en contact des seniors plus près de chez nous, dans les clubs ou groupes réunissant des passionnés (marche, bridge, échecs, jardinage, sorties culturelles, mais aussi *tea time*...), qui échangent, partagent et interagissent positivement : un moyen efficace de rompre l'isolement et de donner du sens à sa vie, même à 100 ans. Ce peut être aussi un ou deux amis très proches, avec qui l'on partage du temps et la même vision de la vie et sur qui on peut compter, quelle que soit la situation. Ou encore son partenaire : plusieurs articles, comme ceux publiés dans *Journal of Marriage and Family*[4] ou *Annals of Behavioral Medicine*[5], montrent que les personnes mariées ou vivant en couple ont un risque de mortalité plus faible que les célibataires, les divorcés ou les veufs. Les bénéfices incluent un meilleur soutien émotionnel, une surveillance des comportements de santé et une stimulation sociale régulière.

Boostez vos relations sociales

Plus on vit entouré socialement, mieux on vit et plus longtemps. Quel que soit votre âge, il est important de prioriser les

4. Richard G. Rogers, Marriage, Sex, and Mortality, *Journal of Marriage and Family*, 1995. https://rb.gy/qwiae6.
5. Ilene C. Siegler, Beverly H. Brummett *et al.*, Consistency and Timing of Marital Transitions and Survival During Midlife: the Role of Personality and Health Risk Behaviors Get access, *Annals of Behavioral Medicine*, 2013. https://doi.org/10.1007/s12160-012-9457-3.

relations, avec un petit groupe d'amis proches, mais aussi en créant de nouveaux liens. Cela posé, comment développer des connexions sociales ?

- **Commencez tout simplement par sortir de chez vous !** Si vous êtes casanier, à préférer rester à la maison pour regarder la télévision ou passer du temps derrière les écrans, *de facto*, vous allez avoir moins d'interactions sociales que si vous sortez marcher, allez au restaurant ou buvez un café ou un verre avec des amis.
- **Engagez-vous dans des associations de voisinage, de quartier, faite du bénévolat** – renseignez-vous auprès de votre mairie.
- **Retrouvez des personnes qui partagent avec vous un même intérêt :** il existe tout un tas de clubs, aussi bien de loisirs que sportifs, etc.

L'importance d'avoir un objectif de vie

Les Américains appellent ça *purpose*. Cette raison d'être peut être une forme de spiritualité, religieuse ou sans appartenance à une institution religieuse ; elle peut être philosophique, intellectuelle, humaniste et mener à une réflexion, à une quête de sens, d'espoir comme à des questions métaphysiques. Peu importe la forme. Mais ce qui est établi, c'est qu'avoir une raison de se lever le matin prévient le déclin cognitif et fait vivre plus longtemps[6].

L'*ikigai*, ou la raison d'être

Selon la philosophie japonaise, l'*ikigai* est la raison d'être, celle qui nous donne la joie de vivre et l'envie de nous lever chaque matin. Ce concept traditionnel d'Okinawa pourrait bien être

6. Patrick L. Hill, Nicholas A. Turiano, Purpose in life as a predictor of mortality across adulthood, *Psychol Sci.*, 2014. https://pmc.ncbi.nlm.nih.gov/articles/PMC4224996/.

un des secrets de longévité des habitants de cette île. Ceux-ci, même âgés, gardent un objectif de vie (une passion artistique, être un pilier pour sa famille, jardiner, participer à des clubs sociaux...), un exemple inspirant pour encourager davantage de seniors chez nous à nourrir leur curiosité, à cultiver leurs passions et à poursuivre leurs envies. Popularisé par le livre *Ikigai* de Hector Garcia et Francesc Miralles, ce concept qui permet de donner du sens à son quotidien est depuis devenu très tendance.

Car l'*ikigai* est propre à chacun. En remplissant un diagramme de Venn à quatre composantes (ce que j'aime, ce pour quoi je suis doué, ce dont le monde a besoin, ce pour quoi je peux être payé), on trouve à la jonction notre *ikigai*, censé nous épanouir car parfaitement aligné avec ce qu'on aime, nos qualités et les besoins de la société. Par exemple, en cherchant l'*ikigai* de son travail, on découvre le travail qui nous plaît (ce que j'aime), dans lequel on peut exprimer son plein potentiel (ce pour quoi je suis doué), qui nous permet de contribuer à quelque chose qui a du sens pour nous (ce dont le monde a besoin) et enfin qui nous rémunère convenablement (ce pour quoi je peux être payé).

Pour d'autres, la raison d'être s'exprime dans une spiritualité, religieuse ou non, qui nous fait nous améliorer. Les personnes qui ont une forme de foi vivent plus longtemps que les autres, autrement dit les personnes croyantes vivent plus longtemps que les non-croyants, et ce, quelle que soit la religion. Par exemple, une méta-analyse de 2016, publiée dans *JAMA Internal Medicine*, a montré que la participation hebdomadaire à des services religieux était associée à une réduction de 33 % du risque de mortalité[7].

Des études scientifiques attestent des bienfaits potentiels de la prière pour la santé[8].

7. Shanshan Li, Meir J. Stampfer *et al.*, Association of Religious Service Attendance With Mortality Among Women, *JAMA Intern Med.*, 2016. https://pubmed.ncbi.nlm.nih.gov/27183175/.
8. James W. Anderson, Paige A. Nunnelley, Private prayer associations with depression, anxiety and other health conditions: an analytical review of clinical studies, *Postgraduate Medicine*, 2016. https://pubmed.ncbi.nlm.nih.gov/27452045/.

Par exemple, des imageries cérébrales, telles que l'IRM fonctionnelle, ont montré que certaines zones du cerveau, comme le cortex préfrontal et le cortex cingulaire antérieur, s'activent lorsque des personnes croyantes (quelle que soit leur religion) prient. Ces régions sont associées à la concentration, à la gestion des émotions et au sentiment de connexion. De plus, la sécrétion de certaines hormones, telles que l'ocytocine (liée au bien-être et à la connexion), les endorphines (qui procurent un sentiment de plaisir) ou encore une réduction du cortisol (l'hormone du stress), peuvent être observées dans des contextes de prière ou de méditation. Ces effets varient selon les individus et le type de prière pratiqué.

De la même manière, un athée peut développer des bénéfices identiques en ayant non pas la foi, mais en se reconnectant à soi grâce à une certaine spiritualité : méditer en pleine conscience, se poser des questions sur l'existence, sur sa présence sur Terre, sur l'espèce humaine, mais aussi exprimer de la gratitude, en pratiquant un art, etc. De plus, la pratique religieuse apporte également un bénéfice contextuel. Selon T. Ebert, la religion ne confère pas intrinsèquement des bénéfices en termes de santé et de longévité. Ces avantages dépendent fortement du contexte social et culturel où vivent les individus religieux. Les bénéfices pour la santé des personnes croyantes dans les contextes religieux sont attribués à un réseau social fort, des comportements de santé positifs et une réduction du stress : **les croyances religieuses et les pratiques comme la prière ou la méditation peuvent réduire les niveaux de stress et favoriser une meilleure santé mentale.** Ces bénéfices disparaissent lorsque les mêmes personnes déménagent dans des zones qui ne sont pas du tout religieuses[9].

Au contraire, sans but dans la vie, sans envie particulière, la personne se renferme et décline, comme ses chances de vivre très longtemps.

9. Tobias Ebert, Jochen E. Gebauer *et al.*, Religious people only live longer in religious cultural contexts: A gravestone analysis, *J Pers Soc Psychol.*, 2020. https://pubmed.ncbi.nlm.nih.gov/32039617/.

Ce qu'il faut retenir

En vieillissant, nous avons la force de caractère de nous poser des questions sur notre vie, nos réalisations, nos priorités pour nous aligner avec nous-mêmes. Le regard des autres nous importe moins et nous pouvons enfin nous détacher de beaucoup de contraintes sociétales pour trouver notre épanouissement, nous trouver nous.

Boostez vos capacités cognitives

Quand nous vieillissons, nous perdons un peu de notre plasticité cérébrale, les connexions entre les neurones se font de façon moins fluide que quand nous étions jeunes.

De la même manière qu'il faut entraîner ses muscles, il faut entraîner son cerveau. La vie professionnelle nous permet de nous challenger, mais elle ne suffit pas. Et si vous êtes retraité, vous avez encore plus besoin de stimuler votre cerveau.

On peut, comme on l'a conseillé tout à l'heure, prendre des responsabilités nouvelles, nourrir ses relations, faire en sorte de donner du sens à sa vie pour augmenter son espérance de vie. Mais il existe des tas d'autres façons de **stimuler nos neurones et nous reconnecter à qui nous sommes réellement**, comme :

- Apprendre une nouvelle langue ou à jouer d'un instrument ;
- Prendre des cours en ligne d'une matière qu'on aime (littérature, géopolitique, cuisine, bricolage, jardinage...) ;
- Lire, écrire, apprendre chaque jour un peu de poésie ;
- Aller au cinéma, au théâtre, voir une exposition...
- Commencer une nouvelle activité de loisir ou sportive et se donner des objectifs pour progresser régulièrement ;
- Jouer au Scrabble, faire des mots croisés, des sudokus et autre entraînement cérébral ;
- Développer ce pour quoi on est doué, que ce soit pour son métier ou sa passion ;

- Donner du temps à ce qu'on a toujours remis à plus tard : un voyage, une lecture, une expérience, un apprentissage artistique (peinture, céramique, poterie…) ;
- Se donner des objectifs, dans sa vie pro comme perso ;
- Jouer, seul et encore mieux à plusieurs pour activer le lien social : échecs, bridge, jeux vidéo cognitifs…
- Fournir une aide à un proche (enfant ou petit-enfant) ou dans le cadre d'une association, en pratiquant le bénévolat ;
- Faire des projets !
- Pratiquer la méditation, la connexion à la nature, mais aussi les humanités – la philosophie, la littérature, l'art, la musique…
- Pratiquer le yoga, le taï-chi, le qi gong comme tous les seniors en Chine qui entraînent l'équilibre, la souplesse mais aussi la mémoire des mouvements ;
- Bannir la routine, se lancer dans de nouvelles choses pour se défier !

Il y a des milliers de façons de faire travailler votre cerveau. Trouvez-en une qui vous fasse plaisir !

L'importance d'être optimiste

Être reconnaissant pour ce que l'on a, exprimer de la gratitude envers les autres, prendre le temps de remercier, voir le verre à moitié plein sont autant de superpouvoirs pour mieux vivre, donner du sens, de la vie aux jours, mais aussi des jours à la vie ! En abordant les choses du quotidien du bon côté, on vit mieux et plus longtemps.

Et la bonne nouvelle, c'est qu'être optimiste, ça se travaille, et ça paie très vite !

Saviez-vous que l'optimisme est anti-inflammatoire, qu'il procure une meilleure immunité, une meilleure récupération, une meilleure résistance au stress et à la dépression et une meilleure régulation des émotions ?

Selon O.Lee Lewina[10], **être optimiste, c'est multiplier par 1,5 ses chances en plus de vivre jusqu'à 85 ans** !

En 2022 fut publiée une étude de la Société américaine de gériatrie[11], menée pendant vingt-cinq ans, sur 160 000 femmes âgées de 50 à 80 ans. Elle a mis en évidence que les personnes les plus optimistes vivaient plus longtemps que les autres. Selon cette étude, un niveau d'optimisme plus élevé est associé à une durée de vie prolongée et à une probabilité accrue d'atteindre une longévité exceptionnelle chez les femmes, indépendamment de leur origine raciale ou ethnique. Bien que les comportements de santé contribuent partiellement à cette association, l'optimisme semble jouer un rôle significatif dans la promotion de la santé et de la longévité.

Outre les effets positifs visibles biologiquement, on constate également qu'être optimiste favorise de meilleures connexions sociales, des comportements plus sains, une meilleure gestion du stress et des situations…

Nous, Français, avons la réputation de nous plaindre, d'être désagréables et pessimistes. Il est vrai que le monde dans lequel nous vivons n'offre pas toujours de quoi se réjouir et nous rend tristes : guerre, inflation, terrorisme, catastrophes naturelles liées au réchauffement climatique, etc. Certains d'entre nous sont naturellement négatifs, d'autres, plutôt optimistes… Dans tous les cas, nous pouvons muscler notre façon de voir les choses, qui nous le rendra bien puisque être optimiste a des bénéfices sur notre santé et sur notre moral.

10. Lewina O. Lee, Peter James *et al.*, Optimism is associated with exceptional longevity in 2 epidemiologic cohorts of men and women, *Proc Natl Acad Sci U S A*, 2019. https://pubmed.ncbi.nlm.nih.gov/31451635/.
11. Hayami K. Koga, Claudia Trudel-Fitzgerald *et al.*, Optimism, lifestyle, and longevity in a racially diverse cohort of women, *Journal of the American geriatrics society*, 2022. https://doi.org/10.1111/jgs.17897.

NAÎT-ON OPTIMISTE OU PESSIMISTE ?

L'optimisme est en partie hérité, avec une contribution génétique estimée entre 25 et 50 %. Cependant, il dépend également de facteurs environnementaux : l'éducation que nous avons reçue, le lien d'attachement développé avec nos parents, l'environnement dans lequel nous avons grandi et notre capacité à entraîner notre esprit à adopter une perspective positive.

Bien que nous ne naissions pas tous égaux dans notre tendance naturelle à voir le verre à moitié plein ou à moitié vide, il n'y a pas de fatalité. Grâce à des approches comme la psychologie positive et les exercices de gratitude ou de recadrage cognitif, chacun peut progressivement cultiver un état d'esprit plus optimiste. Le choix et l'effort d'adopter une attitude positive peuvent avoir des effets profonds sur notre bien-être et notre qualité de vie.

Musclez votre optimisme !

Être optimiste est un état d'esprit qui permet de prendre les choses du bon côté et de continuer à avancer malgré les épreuves de la vie. C'est une habitude à prendre et à pratiquer au quotidien, d'autant qu'elle est contagieuse !
Être optimiste ne signifie pas vivre dans un monde de Bisounours, dénier la réalité ou encore faire preuve d'inconscience, mais **décider de voir les choses autrement**, anticiper positivement le futur et non négativement.

- **Savourez les petits bonheurs quotidiens.**
  Repensez-y le soir au moment de vous coucher. Vous pouvez tenir un carnet de gratitude et noter trois choses positives de la journée : par exemple, un compliment reçu, un dossier enfin bouclé et une bonne nouvelle à laquelle vous ne vous attendiez pas…
- **Portez votre attention aux autres :** un sourire, une conversation, un message de remerciement fera plaisir à l'autre, mais à vous aussi. Cuisinez pour vos amis, votre famille et même juste pour vous, faites-vous ce cadeau.

- **Accordez-vous des petits plaisirs chaque jour** qui vont sécréter des molécules de bien-être (ocytocine, sérotonine, endorphines, dopamine) : prendre un carré de bon chocolat, un café avec des amis, danser sur votre *playlist* préférée, etc.
- **Engagez-vous dans du bénévolat** qui cumule les bienfaits grâce à l'aspect gratitude, l'aspect humain, l'aspect social, l'aspect spirituel. Et puis, en pensant aux autres, on est un peu moins nombriliste, à se plaindre pour de petits riens.
- **Célébrez les victoires**, pourquoi pas en dansant ou en vous offrant un petit cadeau ? Vous le valez bien !
- **Entourez-vous de personnes positives**, fuyez les toxiques !
- En cas de baisse de moral, **bougez, souriez, appelez un proche** ! Vous pouvez aussi visualiser un endroit où vous vous sentez bien, à défaut d'y être.
- **Ne généralisez pas :** ce n'est pas parce que vous vivez une situation désagréable qu'elle va se répéter ou se prolonger.
- Ne ruminez pas, ne regrettez pas, **vivez dans le moment présent** et regardez vers le futur !
- **Prenez du temps pour vous détendre**, pour rire et pour vous faire du bien.
- **Donnez du sens aux épreuves** que vous avez traversées, surmontées.
- En cas de situation stressante, pénible, **projetez-vous**, même si c'est difficile, vers une solution.
- **Soyez acteur de votre vie**, de ce qui vous arrive et pas la victime !
- **Prenez conscience de vos peurs** et travaillez sur elles.
- Ne rendez pas les autres ou « la faute à pas de chance » responsables de ce qui vous arrive.
- **Ne vous morfondez plus**, ne baissez pas les bras, agissez ! Vos efforts seront récompensés.
- **Protégez-vous des mauvaises nouvelles** (chaînes d'info en continu, réseaux...).

- **Méfiez-vous des algorithmes :** si vous scrollez d'une mauvaise nouvelle à une autre, vous n'allez bientôt plus voir que des posts négatifs. Désabonnez-vous des comptes qui diffusent de mauvaises nouvelles.
- **Choisissez de retenir les bonnes choses**, accordez peu d'importance aux mauvaises, tenez-les à l'écart autant que possible et re-la-ti-vi-sez !
- **Nourrissez l'amitié.** Pas besoin d'avoir cinquante amis, un petit groupe suffit, avec les mêmes visions et valeurs que vous.
- N'hésitez pas à **demander de l'aide** si vous en ressentez le besoin, à votre entourage ou à un professionnel de la santé.

En pratiquant cette gymnastique, vous verrez qu'elle deviendra vite automatique et qu'elle entraîne un cercle vertueux : quand vous êtes positif, vous pouvez rebondir. Ce qui semblait insoluble est résolu, renforçant ainsi la validité de votre optimisme… et même vos défenses immunitaires !

> Ce qu'il faut retenir
>
> **Nourrissez et maintenez des activités, des objectifs et des relations épanouissantes pour une vie plus vibrante.**

Chapitre 5

PROTÉGER SA PEAU

Véritable bouclier entre notre corps et le monde extérieur, la peau est continuellement exposée à de multiples agressions. Les rayons ultraviolets, les variations de température, la pollution, le tabac, l'alcool ou encore une hydratation insuffisante mettent à rude épreuve ce tissu essentiel. À cela s'ajoutent les effets du vieillissement intrinsèque, influencés par notre patrimoine génétique, des déséquilibres hormonaux et des carences nutritionnelles. La peau, reflet de notre mode de vie et de notre santé globale, mérite une attention particulière pour préserver son éclat et ses fonctions vitales.

Un écosystème à part entière

La peau est l'organe le plus étendu de notre corps : elle couvre environ 1,5 à 2 m² et représente 5 à 10 % de notre poids corporel, soit une masse moyenne d'environ 6 kg. Elle est constituée de **trois couches principales** :

- **L'épiderme.** Cette couche la plus superficielle est composée de plusieurs sous-couches, dont la couche cornée visible à l'œil nu. Elle abrite également une grande partie de notre microbiote cutané, composé de bactéries et d'autres micro-organismes bénéfiques.
- **Le derme.** Situé sous l'épiderme, ce « matelas » de soutien est constitué majoritairement de collagène, qui lui confère élasticité et résistance. C'est dans le derme que se trouvent les vaisseaux sanguins, les terminaisons nerveuses, les follicules pileux et les glandes sudoripares.
- **L'hypoderme.** Aussi appelé tissu sous-cutané, il est constitué de tissus conjonctifs et de graisses. Il agit comme une réserve énergétique, un isolant thermique et un amortisseur qui protège les organes sous-jacents.

La peau, interface essentielle entre notre corps et le monde extérieur, remplit **plusieurs fonctions vitales** :

- **Protection.** Elle forme une barrière contre les pathogènes, limite la déshydratation grâce à sa couche lipidique et protège contre les agressions extérieures.
- **Régulation thermique.** Par la transpiration et la modulation des vaisseaux sanguins, elle maintient la température corporelle dans des conditions optimales (homéostasie).
- **Perception sensorielle.** Dotée de nombreux récepteurs, elle informe le cerveau sur les variations de température, les pressions, les contacts et les stimuli douloureux.
- **Synthèse de molécules.** Sous l'effet des UVB, elle produit de la vitamine D, essentielle pour la santé osseuse. Elle génère également de la mélatonine, aux propriétés antioxydantes.
- **Réparation.** Grâce à ses capacités de régénération, elle peut se réparer après une blessure ou une agression.

Avec le temps, la peau vieillit, devenant un marqueur visible de l'âge. Les rides, taches et modifications de texture observées sur des zones exposées, comme le visage ou le cou, résultent du vieillissement intrinsèque (lié à la génétique) et extrinsèque (influencé par les UV, la pollution et les choix de vie).

La peau à l'épreuve du temps

Le vieillissement de la peau est un processus naturel et inévitable. **Avec l'âge, les cellules mettent plus de temps à se renouveler**, et la production de collagène, d'élastine et d'acide hyaluronique diminue dès 30 ans, entraînant une perte de 1 % par an. Ce ralentissement, combiné à des facteurs génétiques et environnementaux, modifie l'épaisseur, la souplesse et l'élasticité de la peau.
Progressivement, la peau devient plus fine, moins tonique et perd son volume. Sur le visage, les poches graisseuses naturelles (comme celles des pommettes) s'atrophient et s'affaissent

sous l'effet de la gravité, donnant lieu à des bajoues et un relâchement de l'ovale du visage. L'amincissement cutané et la résorption des graisses sous-cutanées entraînent un phénomène de squelettisation : les contours deviennent anguleux, et la transparence accrue révèle les veines et les tendons, notamment au niveau des mains.

Ce vieillissement est visible sur tout le corps, mais il est particulièrement marqué dans les zones exposées comme le visage, le cou et les mains, souvent considérées comme des indicateurs de l'âge.

Les petits noms des rides

Si l'on en revient au visage, le vieillissement marque des régions spécifiques, notamment là où la peau se relâche et là où elle se plisse en raison des mouvements du visage et des mimiques. Ces plis, appelés rides d'expression, sont causés par l'activité musculaire. En effet, **nos quarante-trois muscles faciaux se contractent environ 10 000 fois par jour**, ce qui peut entraîner différentes rides :

- **Au coin de la bouche :** les plis d'amertume, également appelés rides de la marionnette, apparaissent lorsqu'on sourit.
- **Autour de la lèvre supérieure :** les rides dites « code-barres ».
- **Au niveau des joues :** des rides fines peuvent se former avec le temps.
- **Entre les joues et le nez :** les sillons nasogéniens, qui marquent le sourire ou l'expression.
- **Sur le front :** les rides frontales, visibles lorsque l'on hausse les sourcils.
- **Entre les sourcils :** la ride du lion, qui se forme en fronçant les sourcils.
- **Au coin des yeux :** les rides de la patte d'oie. Ces dernières sont souvent les premières à apparaître, car la zone périoculaire est très fragile : la peau y est fine, pauvre en glandes sébacées et donc moins bien hydratée.

LE SAVIEZ-VOUS ?

Sur votre visage, les rides sont orientées perpendiculairement par rapport aux fibres musculaires. Par exemple, au niveau du front, le muscle frontal a des fibres verticales, tandis que les rides frontales sont horizontales.

Autre exemple : au niveau de la patte d'oie, le muscle orbiculaire, qui fait le tour de l'œil, est disposé de façon concentrique par rapport à l'œil ; les rides sont radiaires, perpendiculaires aux fibres du muscle.

Démêlez le vrai du faux !

Nous sommes tous égaux face au vieillissement cutané

FAUX. Les premières manifestations visibles du vieillissement cutané sont souvent l'apparition de ridules (lignes peu profondes) au niveau du coin de l'œil (ridules de la patte d'oie), une zone particulièrement fragile en raison de la finesse de sa peau et de son importante activité musculaire.
Le vieillissement cutané s'accompagne fréquemment de dyschromies, notamment de taches pigmentaires ou taches brunes, qui apparaissent avec l'âge, l'exposition aux rayons UV et les dommages cumulés au fil du temps.

L'âge d'apparition des premières rides varie selon les individus.

Cela dépend de facteurs génétiques, du type de peau (les peaux fines ou sèches se marquent plus rapidement que les peaux épaisses et toniques), mais aussi de son phototype. Par exemple, la peau caucasienne, plus fine et sensible au soleil, vieillit visiblement plus vite que les peaux asiatiques ou noires. Cependant, les peaux foncées, bien qu'elles bénéficient d'une meilleure protection naturelle contre les UV grâce à leur teneur élevée en mélanine, ne sont pas exemptes de vieillissement cutané. Elles peuvent présenter des signes différents, comme des hyperpigmentations. Dans tous les cas, **l'utilisation d'une protection solaire reste essentielle**.

Outre des facteurs génétiques et environnementaux, notre hygiène de vie joue un rôle clé. Une mauvaise hydratation, le tabac, l'alcool et une alimentation déséquilibrée accélèrent le vieillissement de la peau. L'exposition au soleil, notamment pendant l'enfance, est un facteur déterminant. Certains traitements médicamenteux peuvent également rendre la peau plus sensible.

Enfin, des habitudes saines comme une alimentation équilibrée, une gestion efficace du stress, un sommeil suffisant et une activité physique régulière contribuent à ralentir le vieillissement cutané conjointement au vieillissement global.

La crème solaire, c'est toute l'année

VRAI et FAUX. L'OMS recommande d'appliquer une protection solaire dès lors que l'indice UV est supérieur à 3. Cela concerne principalement les journées ensoleillées, mais dépend aussi de votre région et de vos activités. En hiver, par exemple, les journées sont courtes et l'exposition solaire souvent limitée, surtout dans des régions peu ensoleillées. Cependant, **si l'indice UV est supérieur à 3, même en hiver, il est conseillé d'appliquer une protection solaire**, notamment si vous prévoyez de passer du temps à l'extérieur, en particulier à la montagne où la réverbération des UV sur la neige peut être significative. En revanche, si vous savez que vous passerez toute la journée à l'intérieur sans exposition directe, une application de crème solaire peut ne pas être nécessaire.

La crème solaire est essentielle pour prévenir l'apparition de rides, de taches pigmentaires et surtout de cancers cutanés, qui ont considérablement augmenté ces dernières années. Les carcinomes, formes les plus fréquentes, peuvent généralement être traités par chirurgie ; mais les mélanomes, bien que représentant environ 10 % des cancers cutanés, sont beaucoup plus graves et associés à un taux de mortalité élevé. Selon l'Institut national du cancer, le nombre de nouveaux cas de cancers de la peau a plus que triplé entre 1990 et 2023.

Grâce aux outils modernes, comme les applications météo, nous pouvons désormais vérifier facilement l'indice UV au quotidien, ce qui rend la protection solaire plus accessible et adaptée à nos besoins.
Enfin, pensez à choisir une crème solaire exempte de certains ingrédients chimiques controversés, tels que l'oxybenzone, l'octinoxate et l'octocrylène, qui sont suspectés d'être des perturbateurs endocriniens et peuvent nuire à l'environnement marin.

Se protéger du soleil empêche de fabriquer de la vitamine D

VRAI, mais... Se protéger du soleil avec une crème solaire peut diminuer la production de vitamine D, mais cela ne doit pas être une excuse pour éviter la protection solaire. Une exposition modérée, bien dosée, associée à une alimentation riche en vitamine D ou à une supplémentation si nécessaire, est suffisante pour maintenir des niveaux adéquats de vitamine D sans risquer les dommages cutanés liés aux UV.

Manger trop de sucre n'est pas bon pour la peau

VRAI. Lorsque vous consommez trop de sucre, les molécules de glucose et de fructose peuvent se lier aux protéines de votre corps, notamment le collagène et l'élastine, par un processus appelé glycation. Cette réaction forme des produits finaux de glycation avancée (AGEs) qui rigidifient ces protéines, réduisant ainsi l'élasticité et la fermeté de la peau.

> Cela conduit à l'apparition prématurée de rides et à un relâchement cutané.

Par ailleurs, une alimentation riche en sucres raffinés et à index glycémique élevé provoque des pics d'insuline dans le sang. Ces élévations rapides de l'insuline augmentent la production de certaines hormones, comme l'IGF-1, qui stimulent les glandes sébacées à produire plus de sébum. L'excès de sébum peut obstruer les pores et favoriser l'apparition de l'acné.

Seules les personnes âgées doivent s'inquiéter du vieillissement de leur peau

FAUX. Le vieillissement cutané commence dès la vingtaine, bien que ses signes deviennent plus visibles avec le temps. La prévention (crèmes solaires, hydratation, mode de vie sain) dès un jeune âge est essentielle.

Les peaux foncées ne vieillissent pas

FAUX. Les peaux foncées contiennent plus de mélanine, ce qui les protège en partie des dommages causés par les UV, mais elles ne sont pas immunisées contre le vieillissement. Les signes de vieillissement (rides, perte de fermeté) peuvent apparaître différemment, comme des changements de texture ou une hyperpigmentation.

Les amis et les ennemis de la peau

AMIS	ENNEMIS
L'eau	Le tabac
La photoprotection	L'exposition au soleil prolongée et non protégée
Les fruits et légumes	L'alcool (il déshydrate la peau en profondeur)
Une saine hygiène de vie	La junk food, les produits ultra-transformés
Un bon sommeil	Le sucre
	La pollution
	Le stress
	Les AGEs (aliments brûlés)

Comment retarder l'apparition des rides et les atténuer ?

Une routine *IN*

- **Buvez suffisamment**, au moins 1,5 litre d'eau par jour, plus s'il fait chaud ou si vous faites du sport.
- **Pensez à vous protéger du soleil** avec des lunettes de soleil, un chapeau à bords larges et une crème solaire avec un indice SPF50. Les cancers de la peau pourraient constituer le cancer le plus fréquent en France. Chaque année, entre 141 200 et 243 500 cas sont diagnostiqués en France[1]. Attribuables dans plus de 85 % des cas à une exposition excessive aux ultraviolets (UV) naturels ou artificiels (cabines de bronzage), ils peuvent être évités grâce à une exposition raisonnée.
- **Mangez équilibré et diversifié**, notamment des aliments riches en antioxydants, en vitamines A et C et caroténoïdes pour afficher un joli teint.
- **Dormez suffisamment et gérez votre stress.**
- **Prenez l'air autant que possible et pratiquez une activité physique régulière** pour oxygéner votre peau. Pensez à bien respirer.
- **Prenez soin de votre peau en répondant à ses besoins d'hydratation.** Appliquez si besoin un soin antirides. N'oubliez pas le cou et le décolleté !
- **Nettoyez votre visage tous les soirs**, même si vous ne vous êtes pas maquillé, pour retirer toute trace de pollution.

Une routine *OUT*

Il faut savoir que dans le domaine du *skincare*, de la cosmétologie, il est difficile de s'y retrouver tant les molécules, les principes sont nombreux et le marketing, omniprésent. Car toutes les

1. https://www.santepubliquefrance.fr/maladies-et-traumatismes/cancers/cancers-de-la-peau.

molécules vantées n'ont pas du tout le même degré de preuve scientifique. Si vous deviez retenir uniquement deux produits (ceux ayant un degré de preuve scientifique nettement supérieur aux autres), comptez sur les crèmes solaires et le rétinol.

La photoprotection, donc les crèmes solaires

- Large spectre (UVA/UVB).
- SPF 30 minimum, SPF 50 pour les expositions prolongées.
- Texture adaptée à votre type de peau.
- Résistante à l'eau pour les activités extérieures.
- Formule respectueuse de l'environnement.

Le rétinol

Le rétinol est une molécule dérivée de la vitamine A, reconnue comme l'**un des actifs anti-âge les plus étudiés et les plus efficaces**. Il agit en stimulant le renouvellement cellulaire, en augmentant la production de collagène et en atténuant les rides et les taches pigmentaires. C'est pourquoi il est souvent considéré comme une molécule « star » dans le domaine du soin de la peau.

Cependant, il n'est pas toujours bien toléré, en particulier par les peaux sensibles, car il peut provoquer des irritations et une desquamation (effet exfoliant). Contrairement à ce que l'on pense parfois, le rétinol n'est pas photosensibilisant, mais il est photosensible : il se dégrade sous l'effet de la lumière, perdant son efficacité. C'est pourquoi il est recommandé de l'appliquer le soir et de choisir des produits conditionnés dans des emballages opaques ou hermétiques.

Pour commencer, il est conseillé d'utiliser des produits contenant une faible concentration de rétinol (inférieure à 1 %) et d'appliquer le produit un jour sur deux ou sur trois, surtout en cas de peau sensible. Une concentration entre 0,3 % et 1 % est généralement efficace et bien tolérée. À partir de 1 %, l'efficacité est optimale, mais ces concentrations nécessitent une adaptation progressive pour éviter les irritations.

Le rétinol est disponible dans des produits cosmétiques en parapharmacie, souvent associés à d'autres molécules pour améliorer la tolérance, mais également sous forme de rétinoïdes en pharmacie (médicaments prescrits pour des affections comme l'acné).
Enfin, si vous choisissez un produit à base de rétinol, rappelez-vous que **la tolérance varie d'une personne à l'autre**. Associez-le à une crème hydratante et protégez votre peau avec une crème solaire le matin.

Less is more

Outre un mode de vie sain, une protection solaire et le recours éventuel au rétinol, on peut ajouter une routine de soin quotidienne, car pour garder une belle peau le plus longtemps possible, encore faut-il l'entretenir un minimum. Si je devais faire une ordonnance « beauté pour les prochaines années », elle serait courte, mais efficace.

Le matin

- Commencez par **un nettoyage doux** pour ne pas abîmer la peau qui a reconstitué son film lipidique protecteur durant la nuit. Un excès d'hygiène aura un effet contreproductif, car irritatif sur la peau.
- Appliquez si vous le souhaitez **un sérum à la vitamine C**.
- Appliquez **une crème hydratante** pour reconstituer le film lipidique, afin que la peau ne tire pas : à utiliser si besoin dans une optique de confort et selon la saison – la formule sera plus riche en hiver.
- Si vous le souhaitez, maquillez-vous, mais gare à l'accumulation de couches et de produits parfois peu compatibles.
- Finissez par **une crème solaire** si besoin (si la crème hydratante n'en contient pas) selon l'indice du jour.

Le soir

- Nettoyez votre visage avec **un savon doux ou surgras** adapté à votre type de peau. Une fois par jour suffit, à vous de décider si c'est le matin ou le soir ; dans tous les cas, ne zappez pas le démaquillage le soir. Les eaux micellaires peuvent finir par assécher la peau. Je recommande plutôt **un démaquillage au lait ou mieux, un double démaquillage : à l'huile puis à l'eau**. Les corps gras de l'huile massée sur votre visage attirent les particules grasses (maquillage, pollution, sébum, crème solaire) et l'eau les dissout.
- **Appliquez un traitement actif** (rétinol ou dérivés).
- **Finissez par une crème hydratante** simple.

Une ou deux fois par semaine

Vous pouvez **exfolier votre peau** pour éliminer les cellules mortes qui ternissent le teint, mais veillez à ne pas en abuser pour préserver la barrière cutanée.

Deux méthodes principales existent :

L'exfoliation mécanique

Elle consiste à masser la peau avec **un gommage contenant des grains fins**. Attention, utilisez **des gestes circulaires doux** pour éviter d'agresser la peau. Ce type d'exfoliation peut en effet être irritant pour les peaux sensibles ou sèches. Préférez des exfoliants contenant des particules non abrasives (évitez les grains de noyaux ou de coquilles, souvent trop rugueux).

L'exfoliation chimique

Elle utilise **des ingrédients actifs comme les enzymes ou les acides** (acide glycolique, lactique ou salicylique par exemple). Ces substances dissolvent les liaisons entre les cellules mortes pour un effet doux et uniforme.

Ce type d'exfoliation est généralement moins agressif, mais choisissez des concentrations adaptées à votre type de peau. Commencez par des formules douces pour tester la tolérance. L'exfoliation chimique est idéale pour les peaux sensibles ou à tendance acnéique, car elle agit sans friction.
Les deux types d'exfoliation sont disponibles en vente libre.

Adaptez la fréquence à votre type de peau et évitez d'exfolier si votre peau est irritée, présente des rougeurs ou des lésions actives.

Les autres actifs

Si vous souhaitez compléter votre routine, voici d'autres actifs plus secondaires, mais qui sont relativement appréciés. Un des problèmes de la cosmétologie est la frontière entre le commercial, le marketing et la science, les labos finançant de nombreuses petites études.

La vitamine C

Elle est un puissant antioxydant. Mais il est assez simple d'obtenir par son alimentation les effets et les apports journaliers recommandés pour cette vitamine – par exemple en mangeant deux kiwis, une poignée de cerises, une portion de brocoli… Dès lors que vous avez ces apports journaliers par la nutrition, vous saturez en vitamine C votre plasma dans le sang et il est très discutable que vous ayez l'effet souhaité par un cosmétique qui pénétrera moins bien dans l'organisme. Le bénéfice d'une crème ou d'un sérum à la vitamine C se retrouvera donc surtout chez les personnes qui ne « mangent » pas assez de vitamine C. Toutefois, ne négligeons pas l'effet d'une crème à la vitamine C, qui **donne de l'éclat et aide à synthétiser du collagène**. La vitamine C étant également de l'acide ascorbique, elle a un effet exfoliant, resurfaçant. Toutefois, pour être efficace, un soin à **la vitamine C doit être concentré à au moins 5 % d'acide ascorbique**.

L'acide hyaluronique (AHA)

Il est un humectant, et **peut aider à renforcer la barrière cutanée**. **Il agit principalement sur l'hydratation et l'apparence de la peau.** Il ne stimule pas directement la production de collagène ni ne corrige les rides profondes. Les effets de l'acide hyaluronique topique disparaissent dès que l'application est arrêtée, car il ne modifie pas la structure profonde de la peau.

Le tocophérol, ou vitamine E

Le tocophérol est un ingrédient utile dans les produits de soins pour **protéger** la peau des radicaux libres ; **réparer** et renforcer la barrière cutanée ; **hydrater** et apaiser les peaux sèches ou irritées.

Le coenzyme Q10

Il est **un ingrédient aux propriétés antioxydantes, protectrices et anti-âge**. Bien qu'il ne soit pas aussi transformateur que des actifs comme le rétinol ou les AHA, il joue un rôle clé dans la protection et la prévention des signes de vieillissement. Son effet est encore plus intéressant lorsqu'il est combiné avec d'autres ingrédients.

Les peptides

Ils sont de petits groupes d'acides aminés, donc de protéines, qu'on peut trouver dans des crèmes ou des sérums et qui nettoient la peau et l'exfolient. **Ils stimulent la synthèse de collagène**, l'un des composants de la peau. Or, on sait qu'on perd du collagène au fur et à mesure des années. Stimuler sa synthèse va permettre de maintenir un peu son capital.

Le resvératrol

C'est **un antioxydant assez puissant**, qu'on trouve principalement dans la peau du raisin, mais aussi dans les fruits rouges, le chocolat noir et les arachides. Isolé, cet anti-âge naturel est utilisé en cosmétologie pour la peau. Mais comme la vitamine C, le niveau de preuve est peu important.

Les ingrédients à éviter

Certains ingrédients présents dans les produits de *skincare* sont considérés comme potentiellement mauvais pour la santé, en raison de leurs effets négatifs documentés ou suspectés. Voici une liste des principaux ingrédients à éviter, accompagnée des raisons scientifiques pour lesquelles ils peuvent être problématiques.

Les perturbateurs endocriniens

Ces substances peuvent interférer avec le système hormonal, même à faible concentration.

- **Parabènes (butylparaben, propylparaben, etc.).** Utilisés comme conservateurs, ils sont suspectés de perturber le système hormonal et d'être liés à des effets néfastes sur la fertilité et le développement.

  Alternatives sûres : sorbate de potassium, alcool benzylique.

- **Oxybenzone et octinoxate.** Présents dans certains écrans solaires chimiques, ils sont associés à des perturbations endocriniennes et peuvent nuire à l'environnement marin (coraux).

  Alternatives sûres : filtres minéraux comme l'oxyde de zinc ou le dioxyde de titane.

Les substances irritantes ou allergènes

Ces ingrédients peuvent provoquer des irritations, des rougeurs ou des réactions allergiques, en particulier sur les peaux sensibles.

- **Sulfates (Sodium Lauryl Sulfate - SLS, Sodium Laureth Sulfate - SLES).** Ces agents moussants agressifs peuvent déshydrater la peau et affaiblir la barrière cutanée.

  Alternatives sûres : coco-glucoside, decyl-glucoside.

- **Parfums synthétiques et « fragrances ».** Souvent composés de nombreux composés chimiques non spécifiés, certains sont allergènes ou irritants.

Alternatives sûres : huiles essentielles (avec modération et en vérifiant les contre-indications) ou produits non parfumés.

- **Alcool dénaturé (Alcohol Denat.).** Il peut assécher la peau en perturbant sa barrière lipidique naturelle.

  Alternatives sûres : glycérine, aloe vera.

Les substances potentiellement cancérigènes

Ces ingrédients sont associés à un risque accru de cancer dans certaines études, bien que les preuves soient parfois limitées.

- **Formaldéhyde et libérateurs de formaldéhyde (DMDM hydantoin, imidazolidinyl urea).** Utilisés comme conservateurs, ils peuvent libérer du formaldéhyde, une substance cancérigène reconnue.

  Alternatives sûres : conservateurs naturels ou moins toxiques (ex. : phenoxyethanol).

- **BHA (butylhydroxyanisole) et BHT (butylhydroxytoluène).** Ces antioxydants synthétiques sont suspectés d'être cancérigènes ou perturbateurs endocriniens.

  Alternatives sûres : vitamine E (tocophérol), acide ascorbique.

Les nanoparticules

Souvent utilisées dans les écrans solaires, les nanoparticules peuvent pénétrer dans la peau et leur impact à long terme sur la santé reste controversé.

- **Nanoparticules d'oxyde de zinc ou de dioxyde de titane.** Elles sont utilisées dans certains écrans solaires minéraux. Vérifiez les mentions « sans nanoparticules » si cela vous inquiète.

Les silicones occlusifs

Bien qu'ils ne soient pas toxiques, les silicones comme le dimethicone ou le cyclopentasiloxane peuvent être problématiques pour les peaux sujettes à l'acné, car ils forment une barrière occlusive, piégeant les impuretés.

La pétrochimie et les huiles minérales

- **Huiles minérales, paraffine, petrolatum.** Dérivés du pétrole, ces ingrédients ne sont pas intrinsèquement toxiques, mais peuvent boucher les pores. De plus, leur extraction et leur raffinage soulèvent des préoccupations environnementales.

Les colorants synthétiques

- **Colorants FD&C ou D&C (ex. : Yellow No. 5, Red No. 40).** Ces colorants artificiels, souvent utilisés pour rendre les produits « esthétiques », peuvent être irritants ou allergènes.

  Alternatives sûres : colorants naturels (issus de plantes, d'argiles, etc.).

Les microplastiques

- **Polyéthylène (PE), Polypropylène (PP).** Utilisés dans les exfoliants (billes plastiques) ou comme épaississants, ils sont polluants et peu biodégradables.

  Alternatives sûres : grains exfoliants naturels (sucre, poudre d'amande).

Les produits contenant des pH inadaptés

- Exemple : nettoyants au pH alcalin (savon solide classique), par exemple. Les produits trop alcalins déséquilibrent le pH naturel de la peau (4,5-5,5), provoquant sécheresse et irritation.

  Alternative sûre : nettoyants au pH équilibré.

Les produits mal formulés ou instables

- Exemple : vitamine C mal formulée. L'acide ascorbique, s'il n'est pas stabilisé, s'oxyde rapidement et peut devenir irritant ou inefficace.

  Alternatives sûres : sérums de vitamine C stables ou dérivés (ex. : ascorbyl glucoside).

CINQ APPLIS POUR VOUS AIDER À Y VOIR PLUS CLAIR

Plusieurs applications pour smartphones peuvent vous aider à sélectionner des produits de soin de la peau adaptés, en analysant leurs compositions et en évaluant leur innocuité. Voici une sélection des plus populaires et efficaces :

Yuka
Cette application analyse les produits alimentaires et cosmétiques en scannant leur code-barres. Elle attribue une note sur 100 et un code couleur pour indiquer la qualité du produit. Yuka fournit également des explications sur les ingrédients potentiellement nocifs et propose des alternatives plus saines.

INCI Beauty
Spécialisée dans les cosmétiques, INCI Beauty permet de décrypter la liste des ingrédients de vos produits de beauté. En scannant le code-barres, l'application affiche une évaluation de chaque composant, classé de « bien » à « à risque/controversé ». Elle offre une analyse détaillée, aidant à comprendre la composition des produits et à faire des choix éclairés.

Clean Beauty
Développée par des scientifiques, cette application identifie les ingrédients controversés dans vos produits cosmétiques. Il suffit de photographier la liste INCI pour obtenir des explications sur chaque composant. Clean Beauty est particulièrement utile pour détecter les allergènes et les perturbateurs endocriniens.

QuelProduit
Cette application offre une analyse personnalisée en fonction de vos préférences et de vos besoins. Après avoir scanné un produit, elle fournit une évaluation basée sur des critères de santé et d'environnement, et propose des alternatives adaptées.

Mireille
Application indépendante, Mireille permet de décrypter les étiquettes de vos cosmétiques en fournissant des informations claires sur les ingrédients. Elle aide à identifier les substances potentiellement nocives et à choisir des produits plus sûrs.

Un mot sur les compléments alimentaires

Au risque de vous surprendre, les compléments alimentaires ne sont pas nécessaires pour tout le monde et ne remplacent pas une alimentation équilibrée. Cependant, certains d'entre eux ont démontré des bénéfices significatifs pour la santé, en particulier dans des situations spécifiques comme les carences avérées, les besoins accrus (grossesse, vieillissement) ou certaines pathologies.

Voici les trois compléments les plus intéressants pour soutenir la santé au quotidien :

La vitamine D

Elle est essentielle pour la santé osseuse : elle favorise l'absorption du calcium et du phosphore. Elle soutient le système immunitaire, notamment contre les infections respiratoires. Enfin, elle joue un rôle potentiel dans la prévention de certaines maladies chroniques (maladies cardiovasculaires, diabète de type 2).
Elle est recommandée :

- Si vous vivez dans une région peu ensoleillée ou passez peu de temps à l'extérieur.
- En hiver, lorsque l'exposition solaire est réduite.
- Chez les personnes âgées, les femmes enceintes ou à la peau foncée, qui sont plus à risque de carence.

Dosage recommandé : généralement, 800 à 2 000 UI par jour (en fonction des besoins individuels, sur avis médical).

Les oméga-3 (EPA et DHA)

Ils soutiennent la santé cardiovasculaire en réduisant l'inflammation et en améliorant le profil lipidique (réduction des triglycérides). Ils contribuent également à la santé cérébrale et cognitive, avec des bénéfices potentiels dans la prévention du déclin cognitif.

Enfin, ils jouent un rôle anti-inflammatoire, utile dans les pathologies comme l'arthrite.
Ils sont recommandés :

- Si votre alimentation est pauvre en poissons gras (saumon, maquereau, sardines).
- Chez les personnes ayant des besoins accrus en oméga-3 (femmes enceintes, sportifs).
  - **Sources :** compléments à base d'huile de poisson ou d'huile d'algues (version végétalienne).
  - **Dosage recommandé :** 250 à 500 mg d'EPA et DHA par jour (1 à 2 g pour des effets thérapeutiques).

Les probiotiques

Ils maintiennent un équilibre sain du microbiote intestinal, essentiel pour la digestion et le système immunitaire. Ils sont utiles pour prévenir ou traiter des troubles digestifs, comme le syndrome de l'intestin irritable, la diarrhée (notamment liée aux antibiotiques) et les ballonnements. Enfin, ils sont potentiellement bénéfiques pour la santé mentale (*via* l'axe intestin-cerveau).
Ils sont recommandés :

- Après une cure d'antibiotiques, pour restaurer le microbiote.
- Si vous souffrez de troubles digestifs ou d'un déséquilibre intestinal.

Les souches courantes et efficaces : *Lactobacillus rhamnosus* GG, *Bifidobacterium longum*, *Saccharomyces boulardii*.
Dosage recommandé : environ 1 à 10 milliards d'unités formant colonie (UFC) par jour, en fonction de la souche et de l'objectif.

ET LE COLLAGÈNE DANS TOUT ÇA ?

La supplémentation en collagène suscite un grand intérêt ces dernières années. Le collagène est un composant clé de la matrice extracellulaire, qui structure la peau, les articulations et d'autres tissus conjonctifs.

Les études disponibles[2], bien qu'encore limitées, montrent des résultats prometteurs avec des effets modérés sur la qualité de la peau (amélioration de l'élasticité, de l'hydratation) et la réduction des douleurs articulaires, en particulier chez les personnes souffrant d'arthrose. Ces effets varient selon la personne et le type de collagène utilisé, mais certains sont objectivement mesurés, notamment par des analyses de la densité dermique ou des marqueurs biologiques articulaires.

La supplémentation est généralement bien tolérée et ne présente pas d'effets secondaires majeurs. Cependant, elle a un coût écologique : le collagène est d'origine exclusivement animale (bovin, porcin ou marin). Les collagènes marins, souvent issus de sous-produits de la pêche, peuvent être une alternative plus durable.

En résumé, bien que les effets soient modérés et nécessitent encore des recherches, le collagène peut être une option intéressante pour les personnes cherchant à soutenir leur santé cutanée et articulaire, à condition de prendre en compte son coût et son origine.

Ce qui me dérange avec les compléments alimentaires, c'est l'aspect purement commercial qui en découle parfois.

Bien que certains compléments aient des bénéfices prouvés dans des contextes spécifiques, une partie de cette industrie s'adresse à des personnes vulnérables, souvent mal informées,

2. Franchesca D. Choi, Calvin T. Sung *et al.*, Oral Collagen Supplementation: A Systematic Review of Dermatological Applications, *J. Drugs Dermatol.*, 2019. https://pubmed.ncbi.nlm.nih.gov/30681787/.

qui croient en une solution miracle à leurs problèmes de santé ou de bien-être. Cette promesse simpliste est problématique, car elle peut détourner des priorités essentielles, comme une alimentation équilibrée ou un mode de vie sain, tout en générant des dépenses inutiles.

La prise d'antioxydants sous forme de compléments peut même, dans certains cas, présenter des risques. Des études ont montré que des doses élevées de bêta-carotène synthétique augmentaient le risque de cancer du poumon chez les fumeurs[3]. Cela illustre l'importance d'évaluer soigneusement le rapport bénéfice-risque et de respecter les doses recommandées.

Bien que certains compléments soient utiles dans des situations spécifiques (carences en vitamine D, anémie ferriprive), leur usage sans justification médicale peut entraîner des effets indésirables ou un surdosage.

En conclusion, privilégier les nutriments à travers une alimentation variée reste la meilleure approche pour maintenir une bonne santé.

Les vitamines présentes dans les fruits et légumes s'inscrivent dans une matrice complexe qui inclut également des fibres. Cette matrice favorise leur assimilation et optimise leur biodisponibilité. De plus, les apports nutritionnels obtenus à partir de l'alimentation sont souvent plus importants et mieux équilibrés que ceux provenant de sources isolées comme les compléments alimentaires.

Le principal problème des compléments alimentaires réside dans leur classification juridique : **ils sont considérés comme des denrées alimentaires, et non comme des médicaments, ce qui signifie qu'ils ne sont pas soumis aux mêmes exigences strictes en matière de tests d'efficacité et de sécurité.** Si les autorités imposent des normes minimales de qualité et

3. Demetrius Albanes, Olli P. Heinonen, Philip R. Taylor *et al.*, Alpha-Tocopherol and beta-carotene supplements and lung cancer incidence in the alphatocopherol, beta-carotene cancer prevention study: Effects of base-line characteristics and study compliance, *J. Natl Cancer Inst.*, 1996. https://pubmed.ncbi.nlm.nih.gov/8901854/.

de sécurité, les dosages et les compositions peuvent varier considérablement d'un produit à l'autre, rendant difficile une évaluation rigoureuse des bénéfices et des risques pour chaque formulation commerciale.

De plus, les compléments alimentaires s'inscrivent dans un marché vaste et complexe où il est parfois difficile pour les consommateurs de s'y retrouver. Bien que les ingrédients qu'ils contiennent puissent jouer des rôles bénéfiques pour la santé dans le cadre du métabolisme, leur efficacité peut être différente lorsqu'ils sont isolés et utilisés sous forme de complément. Par exemple, certaines molécules fonctionnent mieux dans leur matrice naturelle (comme les antioxydants dans les fruits et légumes), tandis que d'autres, comme la vitamine D ou la vitamine B12, sont efficaces sous forme isolée, notamment en cas de carence.

En conclusion, à part les cas particuliers où des carences sont possibles (régime vegan avec risque de carence en vitamine B12, pathologies entraînant une dénutrition, grossesse...), il me semble discutable de prendre des compléments alimentaires soi-même. Aucun ne se substitue à une alimentation variée et équilibrée. D'ailleurs, si vous en doutiez, les centenaires des zones bleues s'en passent très bien !

Un mot sur la médecine esthétique

Pas de bistouri ! **Contrairement à la chirurgie, la médecine esthétique anti-âge ne fait pas de cicatrices.** Les techniques sont généralement moins invasives. La médecine anti-âge recourt plutôt à des *fillers* comme l'acide hyaluronique ou la toxine botulique – le fameux « botox ».

Pour un coup d'éclat : le peeling

En médecine, on utilise les peelings moyens à profonds. Par exemple, les peelings aux acides de fruits provoquent une sorte de brûlure chimique contrôlée de la peau, la poussant à se régénérer. Le peeling profond ou peeling phénol, plus invasif, donne des résultats très spectaculaires, mais impose une éviction sociale de deux à trois semaines.

Le botox, un traitement pour les muscles

Lorsqu'on vieillit, toutes les couches de la peau subissent des altérations. La peau perd en tonus, en épaisseur, en élasticité et en hydratation, ce qui conduit à l'apparition de rides et de relâchements. Sous la peau, les volumes graisseux du visage s'atrophient, se réorganisent et migrent souvent vers le bas, ce qui peut donner un aspect creusé et une perte de définition du visage.

En dessous de la peau, il existe le SMAS (système musculo-aponévrotique superficiel), qui enveloppe les muscles de la mimique. À mesure que l'on vieillit, ce système perd en élasticité et se rigidifie, contribuant au relâchement des tissus et à l'apparition de rides. Les muscles de la mimique peuvent devenir plus rigides et conserver une tonicité qui rend difficile leur relâchement, ce qui explique en partie l'apparition de plis et l'aspect tendu du visage, même au repos.

La toxine botulique, popularisée sous le nom de botox (et surtout diluée !), permet de mettre au repos des muscles de façon sélective, pendant une durée de quelques mois. Réservé plutôt au haut du visage, aux rides du lion, du front, autour des yeux, on l'injecte non pas dans la peau, mais dans des muscles spécifiques de façon à les détendre. Une fois le muscle mis au repos, les rides d'expression s'estompent, voire s'effacent pendant toute la durée où le botox est actif – généralement six mois.

Avant de procéder à l'injection, le médecin analyse le visage en statique et en dynamique. Il demande au patient ou à la patiente de lever les sourcils, de les froncer, de faire la moue, de sourire, de rire, etc. Il peut ainsi juger du vieillissement de la partie cutanée et de la partie musculaire.

L'acide hyaluronique, pour combler

L'acide hyaluronique est une molécule naturellement présente dans la peau et l'organisme. En médecine, il est utilisé comme un « *filler* », c'est-à-dire un produit de comblement, pour restaurer les volumes du visage. On comble de façon à remplir une ride ou à restituer les volumes graisseux qui se sont atrophiés. On l'injecte plutôt dans le tiers moyen et le tiers inférieur du visage – les pommettes, la vallée des larmes, les sillons, etc. L'injection est rapide et plutôt indolore ; l'effet dure entre six et douze mois.
Il existe plusieurs types d'acide hyaluronique, plus ou moins réticulé. L'acide hyaluronique est comme une éponge. Il se charge en eau et est capable de retenir près de mille fois son volume en eau. Selon l'effet recherché (rafraîchissement, luminosité, hydratant, volumateur...) et la zone à combler, la réticulation (c'est-à-dire le nombre de molécules d'acide hyaluronique de la chaîne) est différente. Par exemple, pour une patiente âgée de 50-60 ans qui souhaite récupérer une hydratation des lèvres qui se sont plissées, on va injecter un acide hyaluronique très fluide qui va hydrater et donner un effet gloss. Pour une patiente plus jeune en recherche d'une bouche plus grosse, on va injecter un type d'acide hyaluronique plus volumateur, qui n'aura pas les mêmes caractéristiques physiques. Selon la réticulation, comment l'acide hyaluronique est fabriqué, on obtiendra des effets physiques différents.

LA *BEAUTY TECH* ANTI-ÂGE

Peut-être avez-vous entendu parler de techniques ou d'outils high-tech qui envahissent les réseaux, qu'on trouve dans les salons esthétiques ou cabinets dermatologiques et parfois même dans nos salles de bains ? Ils promettent bien souvent d'optimiser la pénétration des actifs quand ils n'agissent pas, *via* leurs ondes, sur nos cellules. Alors, gadgets ou vraie révolution ?

- Avant de pouvoir les utiliser chez soi (à doses inférieures tout de même), les appareils ou masques équipés de **LEDs** (diodes) ont fait leurs preuves en médecine, fondés sur les principes de la luminothérapie où ils sont utilisés pour leur action anti-inflammatoire et apaisante sur la peau. Ils émettent des ondes et envoient des lumières de basse énergie qui pénètrent dans la peau et la stimulent. Chaque longueur d'onde est associée à une couleur de LED et va avoir un effet différent : par exemple, le rouge pour une action anti-âge, le jaune pour l'éclat, le bleu pour les imperfections, etc.
- Le **HIFU** (*High Intensity Focalized Ultrasounds*) est une machine médicale qui délivre *via* une sonde des ultrasons de haute intensité de façon focalisée pour stimuler les couches profondes de la peau et favoriser la synthèse d'élastine, de collagène, etc.
- Il existe une version avec des ondes électromagnétiques, qu'on appelle la **radiofréquence**. Des ondes électromagnétiques sont injectées en profondeur pour stimuler les couches profondes de la peau.
- Le **microneedling** est une technique cutanée qui utilise des micro-aiguilles qui vont perforer la peau – pas de panique, l'agression est mécanique et peu invasive – et stimuler ainsi la production de collagène.
- À distinguer de la **mésothérapie** esthétique (mésolift), cette technique médicale qui consiste à faire des micro-injections (d'anti-inflammatoires, de vasodilatateurs, de vitamines…) sous la peau, dans le derme. Elle permet de prévenir les rides ou le relâchement de la peau.

Toutes ces machines et techniques ont plus ou moins le même rôle : celui de stimuler les couches profondes de la peau, de l'obliger à cicatriser, à se renouveler, à se régénérer. Les effets sont plus ou moins marqués, plus ou moins réussis en fonction des personnes. La satisfaction est variable d'une personne à l'autre.

Attention à toujours les réaliser dans un cabinet médical pour avoir l'assurance de bonnes conditions d'asepsie et de sécurité.

Et les cheveux ?

Les cheveux, eux aussi, vieillissent : sous l'effet des UV, des inflammations, ils se décolorent et deviennent gris puis blancs ; avant cela, ils s'affinent, se cassent et tombent en grande quantité.

Chez les hommes, on parle d'alopécie androgénique, qui touche les récepteurs de la testostérone. Et le processus n'est pas franchement réversible, même s'il existe des traitements non chirurgicaux, mais d'une efficacité modérée, ou des produits qui diminuent un peu la sensibilité à la testostérone. Ça n'inverse pas le processus, mais ça le ralentit. On observe d'ailleurs des effets beaucoup plus marqués chez les femmes, quand la chute de cheveux est d'origine hormonale (par exemple après une grossesse) ou dans le cas d'alopécie temporaire, dite effluvium télogène, due à une période de stress intense ou à un traitement médicamenteux. On parle ici de chute réactionnelle, due à un grand stress ou à un changement hormonal comme après une grossesse, et non d'une chute progressive qui accompagne l'avancement en âge et qui se produit à la ménopause. Dans ce cas, le traitement hormonal substitutif va permettre une rééquilibration hormonale.

Il faut toutefois vérifier auparavant l'origine du trouble hormonal (thyroïde, glandes surrénales…) ou qu'il n'y a pas de carences alimentaires, auquel cas une supplémentation en zinc peut avoir un effet bénéfique.

Dame Nature est ingrate, certaines femmes ont les cheveux blancs à 30 ans, certains hommes se retrouvent chauves au même âge, tandis que d'autres ne perdent jamais leurs cheveux ou les gardent longtemps dans leur couleur d'origine. Il faut s'y faire, nos cheveux sont plus corrélés à notre âge biologique qu'à l'âge chronologique.

Se sentir bien dans sa peau

Il ne faut pas négliger le fait de constater qu'on a bonne mine et qu'on fait plus jeune que son âge, le fait de se sentir bien, jeune et joli : ce sentiment peut renforcer l'estime de soi et jouer sur notre santé mentale, notre optimisme.

Se sentir désirable à n'importe quel âge n'a pas de prix !

C'est une préoccupation qui n'est pas futile, elle revêt même beaucoup d'importance pour certains d'entre nous. Pour autant, on peut avoir une peau un peu marquée et être en excellente santé.

Ce qu'il faut retenir

Tous les conseils, en particulier nutritionnels, pour peu qu'ils soient appliqués, vont profiter à votre peau, la nourrir de l'intérieur. En complétant leur action par quelques soins appliqués extérieurement, directement sur la peau, vous allez pouvoir prévenir le vieillissement cutané. Cette approche *in and out* va ralentir le processus en agissant à la fois sur la prévention et sur la réparation.

Si vous devez retenir une chose, c'est que le soleil est le plus grand accélérateur du vieillissement cutané, donc la photoprotection doit être la chose la plus importante de votre routine *skincare*. Tout le reste est accessoire finalement, ou plutôt une question de confort et de préférences personnelles : type de peau, plaisir à appliquer un soin, à prendre soin de soi, confort de la peau, sans oublier le budget qu'on peut y allouer. Parfois, il vaut mieux placer son argent dans des fruits et des légumes que des crèmes de cosmétiques, vous ferez peut-être un meilleur investissement pour votre vieillissement !

Chapitre 6

PRENDRE SOIN DE SOI MAINTENANT POUR DE BEAUX LENDEMAINS...

Des médicaments prometteurs

Alors que j'écris ces lignes, il n'existe pas encore de consensus scientifique établi concernant les molécules que je vais aborder. Certaines d'entre elles montrent des résultats prometteurs dans des études précliniques, notamment sur des modèles animaux, et sont parfois déjà utilisées en médecine pour des indications autres que la longévité. Cependant, elles ne sont pas encore prescrites pour ralentir le vieillissement humain, car elles sont toujours en cours d'étude.

Il est important de noter que les résultats obtenus sur des modèles animaux, bien qu'encourageants, ne garantissent pas une efficacité ou une sécurité chez l'humain.

Ces molécules devront encore franchir plusieurs étapes essentielles, notamment des essais cliniques rigoureux validant leur efficacité, leur innocuité et leur tolérance dans le contexte de la longévité. Ces étapes sont indispensables avant d'envisager leur intégration dans un arsenal thérapeutique.

Certaines personnalités ou chercheurs choisissent d'utiliser ces molécules à titre expérimental ou personnel. Cela reflète un intérêt pour ces approches, mais ne constitue pas une preuve scientifique de leur efficacité ou de leur sécurité. Ces initiatives individuelles ne devraient pas être interprétées comme des recommandations médicales.

Si j'ai choisi de mentionner ces molécules, c'est parce qu'elles illustrent les pistes de recherche en cours dans le domaine de la longévité. Elles pourraient, dans un avenir lointain, intégrer les stratégies médicales visant à ralentir le vieillissement, mais de nombreux défis scientifiques, éthiques et réglementaires doivent encore être relevés avant d'envisager une utilisation généralisée.

La metformine

La metformine est un médicament déjà prescrit pour traiter le diabète de type 2. Cet antidiabétique oral agit en augmentant la sensibilité à l'insuline et en réduisant la production de glucose par le foie. Des études ont montré que les diabétiques qui prennent de la metformine présentent un risque réduit d'accidents cardiovasculaires par rapport à ceux traités avec d'autres médicaments[1]. Certaines données suggèrent même que les diabétiques sous metformine pourraient avoir des taux d'accidents cardiovasculaires comparables, voire inférieurs, à ceux de certaines populations non diabétiques. Toutefois, ces résultats doivent être interprétés avec prudence et nécessitent des validations supplémentaires. De plus, la metformine active des voies métaboliques associées à la restriction calorique – telles que l'activation de l'AMPK, cette enzyme protéinée centrale – qui pourraient jouer un rôle dans la préservation cellulaire et la longévité. C'est pourquoi elle est étudiée dans des essais cliniques comme l'étude TAME (*Targeting Aging with Metformin*) aux États-Unis, qui évalue ses effets potentiels sur des maladies liées à l'âge chez des sujets non diabétiques. Bien que ces pistes soient prometteuses, il reste à démontrer de manière concluante si la metformine peut avoir un impact significatif sur le vieillissement chez l'humain.

1. Collectif, Effect of intensive blood-glucose control with metformin on complications in overweight patients with type 2 diabetes (UKPDS 34). UK Prospective Diabetes Study (UKPDS) Group, *Lancet*, 1998. https://pubmed.ncbi.nlm.nih.gov/9742977/.

La rapamycine

Elle est un médicament déjà utilisé en médecine comme immunosuppresseur : elle est administrée aux patients ayant reçu une greffe d'organe (par exemple, un rein) pour prévenir le rejet de cet organe. Ce mécanisme repose sur l'inhibition de la voie métabolique mTOR (*Mechanistic Target of Rapamycin*), impliquée dans la régulation du métabolisme cellulaire. Des études sur des modèles animaux ont montré que la rapamycine pourrait ralentir certains aspects du vieillissement en modulant la voie mTOR, favorisant ainsi des mécanismes comme l'autophagie et la préservation cellulaire. Elle pourrait également offrir une certaine protection contre des pathologies liées à l'âge, telles que les maladies cardiovasculaires ou certaines formes de cancer. Cependant, ces effets ne sont pas encore confirmés chez l'humain, et des essais cliniques sont nécessaires pour évaluer son efficacité et sa sécurité dans ce contexte.

Les sénolytiques

Rappelez-vous, on recense plusieurs mécanismes dans le processus de vieillissement, dont l'accumulation de cellules sénescentes. Ces cellules ont cessé de se diviser, mais elles restent métaboliquement actives et sécrètent des molécules pro-inflammatoires (appelées SASP), contribuant à l'inflammation chronique et au déclin fonctionnel des tissus. Bien que les cellules sénescentes puissent jouer des rôles bénéfiques dans certaines situations, comme la cicatrisation ou la suppression tumorale, leur accumulation excessive est délétère. **Les sénolytiques sont une classe de médicaments en cours de développement qui visent à éliminer spécifiquement ces cellules sénescentes.** Leur élimination pourrait réduire l'inflammation et permettre aux tissus de mieux fonctionner. Cependant, le remplacement de ces cellules sénescentes par des cellules saines dépend des capacités de régénération propres aux tissus et à l'organisme. Bien que des résultats prometteurs aient été observés chez des modèles animaux, les études cliniques sont nécessaires pour évaluer leur efficacité et leur sécurité chez l'humain.

La quercétine et la curcumine

Ces composés sont bien connus pour leurs propriétés antioxydantes et sont disponibles sous forme de compléments alimentaires. **La quercétine, un flavonoïde naturel, se trouve dans de nombreux fruits et légumes**, notamment les pommes, les cerises, les oignons et les brocolis. **La curcumine, quant à elle, est le principal composé actif du curcuma**, une épice utilisée depuis des millénaires en cuisine et en médecine traditionnelle. En plus de leurs effets antioxydants, ces deux composés possèdent des propriétés anti-inflammatoires. Cependant, il est important de noter que la curcumine, en particulier, a une biodisponibilité faible lorsqu'elle est consommée seule. Pour en améliorer l'absorption, elle est souvent associée à des adjuvants comme la pipérine, un extrait de poivre noir. Bien que ces molécules soient prometteuses, leurs effets bénéfiques dans des contextes médicaux restent activement étudiés.

Les inhibiteurs de mTOR

Vous vous souvenez ? mTOR (*mechanistic Target of Rapamycin*) est une protéine clé qui agit comme un chef d'orchestre dans nos cellules. Elle régule leur croissance, leur énergie et leur nettoyage interne. Cette dernière fonction, appelée autophagie, permet aux cellules de se débarrasser de leurs déchets pour rester en bonne santé. En ralentissant l'activité de mTOR, on peut influencer certains processus liés au vieillissement. Par exemple, cela peut aider les cellules à mieux se nettoyer et à fonctionner plus efficacement. Des expériences sur des animaux ont montré que cette approche pourrait prolonger leur durée de vie et améliorer leur santé en vieillissant. Cependant, ces résultats restent expérimentaux, et on ne sait pas encore exactement comment cela pourrait fonctionner chez l'humain. Les chercheurs continuent d'étudier mTOR pour mieux comprendre son rôle dans le vieillissement et la santé.

Le NAD (nicotinamide adénine dinucléotide)

Cette petite molécule est présente dans presque toutes les cellules de notre corps. Elle est indispensable pour que nos cellules puissent produire l'énergie dont elles ont besoin pour fonctionner. En simplifiant, le NAD agit comme un « transporteur » qui aide les cellules à transformer les nutriments en énergie.

En vieillissant, nos niveaux de NAD diminuent, ce qui peut perturber le bon fonctionnement des cellules et affaiblir leur capacité à se réparer. Ce phénomène est également observé dans certaines maladies liées à l'âge, comme Alzheimer, Parkinson ou encore des maladies cardiovasculaires.

Pour tenter de compenser cette baisse, des chercheurs étudient des substances appelées précurseurs du NAD, comme le NMN (nicotinamide mononucléotide) ou le NR (nicotinamide riboside). Ces molécules, disponibles sous forme de compléments alimentaires, peuvent aider notre corps à produire plus de NAD. Bien que les résultats soient prometteurs dans des études sur les animaux, il reste encore beaucoup à apprendre sur leurs effets réels chez l'humain.

Le dépistage

Mettre toutes les chances de votre côté pour vieillir en bonne santé passe aussi par le dépistage de certaines maladies. Voici des indications à titre général.

Tous les ans

- Rendez-vous chez votre médecin généraliste pour **un bilan de santé complet**, incluant la prise de tension, la vérification de la glycémie, du cholestérol et un point sur vos vaccins (rappels diphtérie-tétanos-polio tous les vingt ans, puis tous les dix ans après 65 ans). Si vous le souhaitez, un tensiomètre à domicile peut être utilisé pour surveiller votre tension, en respectant les consignes de votre médecin.

Chez les femmes

- Consultez un médecin ou un gynécologue pour **un examen gynécologique, une palpation mammaire** (complémentaire à une mammographie à partir de 50 ans) et **un frottis ou test HPV** jusqu'à 65 ans pour dépister le cancer du col de l'utérus.

Tous les deux ans

- Réalisez **un dépistage du cancer colorectal** avec un test Hémoccult.
- Consultez un ophtalmologue pour **contrôler votre vue et prévenir des pathologies** comme le glaucome.

Autres contrôles

- Rendez-vous chez un dentiste au moins une fois par an pour **un examen et un détartrage**.
- Consultez un dermatologue pour **surveiller vos grains de beauté**, surtout si vous avez une peau claire ou de nombreux antécédents de coups de soleil.
- Faites **vérifier régulièrement votre audition**, notamment après 60 ans.

En suivant ces recommandations, vous mettrez toutes les chances de votre côté pour rester en bonne santé plus longtemps.

À PROPOS DU MÉLANOME, LE SAVIEZ-VOUS ?

La règle **ABCDE** peut vous aider à reconnaître les signes d'alerte d'un mélanome :

- **A comme Asymétrie** : le grain de beauté n'est pas régulier, ni rond, ni ovale et ses reliefs ne sont pas répartis régulièrement autour de son centre.

- **B comme Bords irréguliers** : ses bords sont irréguliers et mal délimités.
- **C comme Couleur** : il présente plusieurs couleurs (noir, bleu, marron, rouge ou blanc).
- **D comme Diamètre** : il est de grande taille (plus de 6 mm).
- **E comme Évolution** : il évolue et grossit, change d'épaisseur et de couleur.

À partir de 45-50 ans

- **Cancer de la prostate.** Un bilan prostatique avec dosage du PSA peut être envisagé en cas de facteurs de risque (antécédents familiaux ou symptômes urinaires). Ce dépistage n'est pas systématique en France. Discutez-en avec votre médecin.
- **Ostéodensitométrie.** Elle est recommandée chez les femmes ménopausées à risque d'ostéoporose (fractures antérieures, antécédents familiaux, faible poids ou prise prolongée de corticoïdes) pour prévenir les fractures, notamment du col du fémur, qui peuvent entraîner des complications graves.
- **Cancer colorectal.** Effectuez un test immunologique (remplaçant l'Hémoccult) tous les deux ans entre 50 et 74 ans. Une coloscopie est nécessaire uniquement en cas de test positif ou de facteurs de risque (antécédents familiaux ou polypes).
- **Mammographie.** Tous les deux ans entre 50 et 74 ans pour dépister le cancer du sein.
- **Ouïe.** Faites un contrôle de l'audition chez un ORL, surtout si vous ressentez une gêne auditive ou avez été exposé à des bruits forts.

À partir de 65 ans

- **Vaccinations saisonnières.** Pensez à vous vacciner chaque année contre la grippe et selon les recommandations pour la Covid. Le vaccin contre le pneumocoque est également conseillé à cet âge ou en cas de facteurs de risque.

Pour ceux qui souhaitent aller plus loin dans leur démarche de santé

Les examens suivants ne font pas partie des dépistages organisés proposés gratuitement en France, mais ils peuvent être envisagés dans une démarche préventive individuelle. À discuter avec votre médecin.

- **Bilan de biologie nutritionnelle.** Des dosages spécifiques de vitamines et minéraux peuvent être utiles en cas de suspicion de carences ou de symptômes spécifiques. Attention, ces bilans ne sont pas remboursés par la Sécurité sociale et doivent être guidés par une indication médicale claire. Les analyses génétiques pour évaluer les prédispositions doivent être réalisées avec prudence et interprétées par un spécialiste, car elles ne sont pas adaptées à toutes les situations.
- **Imagerie corporelle.** Un examen de composition corporelle (par DEXA ou impédancemétrie) peut être utile pour des objectifs spécifiques, comme la prise en charge de l'obésité, de la sarcopénie ou dans le cadre d'un suivi sportif.
- **Échographie des vaisseaux.** Une échographie des carotides peut être pertinente si vous présentez des facteurs de risque cardiovasculaire (diabète, hypertension, antécédents familiaux). Cet examen n'est pas indiqué pour tout le monde.
- **Bilan global en centre spécialisé.** Certaines cliniques ou instituts proposent des bilans complets sur le vieillissement et les facteurs de risque. Ces approches peuvent être intéressantes, mais les résultats et recommandations doivent être validés par des études scientifiques solides.

Longévité, intelligence artificielle et perspectives

L'intelligence artificielle (IA) est en train de transformer la médecine et pourrait devenir un outil majeur pour augmenter notre espérance de vie et améliorer notre qualité de vie.

Voici quelques façons dont elle peut faire une vraie différence.

Détecter les maladies plus tôt

L'IA est capable d'analyser des images médicales (comme des radios ou des IRM) ou des analyses sanguines pour repérer les premiers signes de maladies graves, comme le cancer ou les maladies cardiaques. En détectant ces problèmes très tôt, on peut agir plus rapidement et augmenter les chances de guérison.

Prédire les risques pour mieux prévenir

Imaginez un coach santé intelligent : grâce à vos antécédents familiaux, vos habitudes de vie et même votre ADN, l'IA peut prévoir vos risques de développer certaines maladies. Elle peut ensuite vous proposer des conseils personnalisés pour éviter que ces maladies se développent, comme ajuster votre alimentation ou augmenter votre activité physique.

Découvrir de nouveaux médicaments

L'IA aide déjà les chercheurs à trouver des médicaments plus vite. En analysant d'immenses quantités de données, elle identifie les molécules qui pourraient traiter certaines maladies ou ralentir le vieillissement. Cela accélère les découvertes qui, auparavant, prenaient des années.

Adapter les traitements à chacun

Tout le monde est différent, et l'IA permet d'ajuster les traitements à chaque personne. Par exemple, elle peut surveiller votre santé en temps réel grâce à des montres connectées et ajuster les doses de vos médicaments pour qu'ils soient plus efficaces et avec moins d'effets secondaires.

Mieux comprendre le vieillissement

Le vieillissement est un processus complexe, mais l'IA peut analyser les signaux que nos cellules envoient pour comprendre pourquoi nous vieillissons. Elle peut même identifier des moyens de ralentir ce processus, par exemple en favorisant le « nettoyage » naturel de nos cellules.

Préserver notre cerveau et notre santé mentale

Avec l'âge, notre cerveau peut perdre en efficacité. L'IA pourrait détecter les premiers signes de troubles comme Alzheimer et proposer des exercices pour stimuler notre mémoire et nos capacités. Elle pourrait aussi agir comme un soutien psychologique, par exemple en aidant à réduire le stress ou à combattre l'isolement.

Réparer le corps

L'IA joue aussi un rôle dans la conception d'organes artificiels, comme des cœurs ou reins imprimés en 3D, qui pourraient remplacer des organes défaillants. Dans un futur encore plus avancé, des nanorobots contrôlés par l'IA pourraient circuler dans notre corps pour réparer les cellules endommagées.

Éduquer et motiver

L'IA peut nous guider au quotidien pour adopter des habitudes de vie plus saines : mieux manger, bouger plus ou mieux gérer notre sommeil. Elle pourrait devenir une sorte d'assistant santé personnel, toujours prêt à nous motiver.

Combler les inégalités

Enfin, l'IA peut aider à rendre la médecine plus accessible, en permettant à des zones géographiques éloignées ou moins développées d'accéder à des diagnostics rapides et à des soins personnalisés.

CONCLUSION

Vous l'aurez compris, tout est lié. Les piliers que nous venons de voir – manger équilibré, avoir une activité physique régulière, limiter les toxiques, dormir suffisamment, entretenir des liens sociaux, donner du sens à sa vie, rester curieux et positif sans oublier de faire des bilans de santé régulièrement – sont tous imbriqués les uns dans les autres. Tous sont des facteurs qui peuvent moduler l'expression de vos gènes. Vous avez donc le pouvoir extraordinaire de ralentir votre vieillissement…

Vous aurez certainement remarqué que les conseils que je vous ai donnés ne sont pas tous révolutionnaires, ils relèvent en grande partie du bon sens.

Ce que j'ai voulu apporter en écrivant ce livre, c'est à la fois une analyse et un regard d'expert : soit des observations de ce qui semble fonctionner – des caractéristiques communes que l'on retrouve chez les personnes qui vivent longtemps en bonne santé, comme dans les zones bleues, qui ont été étudiées, testées et validées et ne comportent pas de contre-indications –, mais aussi des informations vérifiées scientifiquement par de nombreuses études répertoriées. Il était essentiel pour moi de vous donner un maximum de données et de résultats prouvés par la science, de façon simple et accessible pour que vous ayez toutes les clés en main, ou du moins les bases de cet art de vivre de la longévité.

Je suis intimement persuadé que la médecine de la longévité, la santé générale de demain sera personnalisée, avec des médecins spécialistes du sujet, qui sauront adapter leur savoir et leurs conseils de façon encore plus ciblée, plus spécifique

qu'aujourd'hui, en fonction de leurs patients, de leur parcours, de leurs antécédents, de leur susceptibilité, etc.
La médecine de demain sera aussi préventive. Avec une population vieillissante, il paraît crucial de nous demander si aider quelqu'un à ne pas tomber malade plutôt que de l'aider à se soigner une fois qu'il est malade ne serait pas plus intéressant, pour lui, pour ses proches, mais aussi pour le coût économique supporté par l'État.
La médecine de demain sera ainsi, je l'espère, aussi préventive que curative. C'est le progrès que je lui souhaite et le chemin sur lequel j'aurai eu plaisir à vous accompagner tout au long de ce livre.

Améliorer sa santé ne nécessite pas toujours des transformations radicales. Souvent, ce sont des changements relativement simples, mais bien pensés, qui ont le plus grand impact sur notre bien-être à long terme. La première étape est, bien entendu, la connaissance : comprendre les mécanismes de notre corps, les effets de nos choix quotidiens et les besoins réels de notre organisme. Cependant, la connaissance seule ne suffit pas. Beaucoup d'entre nous savent ce qu'il faudrait faire – mieux manger, bouger davantage, dormir suffisamment –, mais se heurtent à la difficulté de transformer cette prise de conscience en actions durables.
Le véritable défi réside dans la capacité à maintenir ces nouvelles habitudes sur le long terme. Pourquoi est-ce si difficile ? Parce que nos comportements sont profondément ancrés dans notre environnement. Changer ses habitudes sans modifier l'environnement qui les soutient, c'est comme nager à contre-courant : on lutte sans cesse, et l'effort finit souvent par nous épuiser. Les résolutions échouent non parce qu'elles manquent de sincérité ou de motivation, mais parce qu'elles ne s'inscrivent pas dans un cadre favorable.

C'est pourquoi l'approche que je propose ici repose sur une méthode mixte, alliant savoir, réflexion et adaptation de l'environnement.

Il ne s'agit pas seulement de vous informer, mais de vous donner des clés concrètes pour transformer votre cadre de vie, vos routines, et même votre façon de penser. L'objectif est de rendre le changement non seulement passionnant et engageant, mais aussi réaliste et applicable au quotidien. En agissant sur l'environnement qui façonne vos comportements, vous passez d'une lutte solitaire à une démarche fluide et naturelle, où la santé devient une conséquence logique de vos choix. Au fond, améliorer sa santé n'est pas seulement une question d'effort : c'est une question d'harmonie entre nos intentions, nos comportements et le monde dans lequel nous évoluons. En transformant cette harmonie, on ne change pas seulement son corps, mais aussi sa qualité de vie et son rapport à soi-même.

Prenez soin de vous !

INDEX

B

C

D

I

J

KL

M

N

O

P

Q

R

S

T

U

V

WXYZ